Dr.浅岡の本当にわかる漢方薬

日常診療にどう活かすか？
漢方薬の特徴、理解の仕方から実践まで解説．
さまざまな疑問の答えがみつかる！

浅岡俊之／著
（浅岡クリニック）

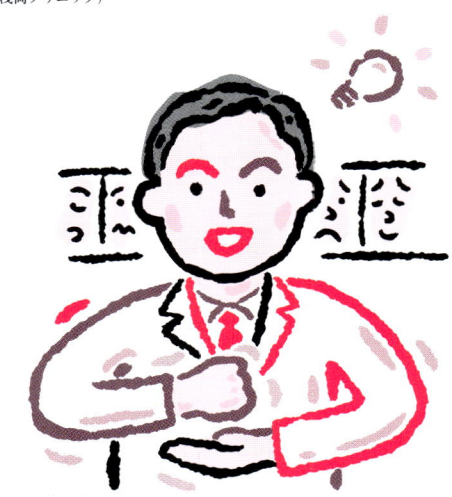

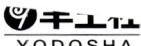

謹告

　本書に記載されている診断法・治療法に関しては，発行時点における最新の情報に基づき，正確を期するよう，著者ならびに出版社はそれぞれ最善の努力を払っております．しかし，医学，医療の進歩により，記載された内容が正確かつ完全ではなくなる場合もございます．

　したがって，実際の診断法・治療法で，熟知していない，あるいは汎用されていない新薬をはじめとする医薬品の使用，検査の実施および判読にあたっては，まず医薬品添付文書や機器および試薬の説明書で確認され，また診療技術に関しては十分考慮されたうえで，常に細心の注意を払われるようお願いいたします．

　本書記載の診断法・治療法・医薬品・検査法・疾患への適応などが，その後の医学研究ならびに医療の進歩により本書発行後に変更された場合，その診断法・治療法・医薬品・検査法・疾患への適応などによる不測の事故に対して，著者ならびに出版社はその責を負いかねますのでご了承ください．

はじめに

　現代医学が日進月歩の勢いで進歩するなか，医療の現場や巷では相変わらず漢方薬を用いた治療に期待が寄せられます．医療関係者は，次々に押し寄せる新しい情報に対応しつつ，漢方薬を用いた治療に対しても知識を要求されようとしています．このような状況下，漢方薬にまつわる情報も多く発信されています．結果として，目の前の病態に対してどのような漢方薬を使えばよいのかに関心を終始させることになりがちですが，それを繰り返しても本当の理解は望めません．

　本書は西洋医学を学び，医師，薬剤師として活躍されていらっしゃる方々を主な対象としています．漢方薬がどのような特徴をもつ薬剤であり，その適応をどう理解すればよいのか．まずはその点の解説から始めています．なぜなら，その知識が最終的な理解に不可欠であると考えるからです．漢方薬に限らず，薬剤というものを理解するためにはそれなりの順番というものがあります．漢方薬も同様，正確な理解を得るため，できれば冒頭から読み進んでいただければと思います．

　漢方薬は古代から受け継がれた薬剤です．もちろん，西洋医学の考え方に沿ったものではありません．したがって，その正確な理解は西洋医学の観点から得られるものではありません．現代医療が西洋医学を中心に行われているからといって，漢方薬も西洋医学の方法論で理解できるということにはなりません．現代医療において漢方薬は不要なものでもなければ，すべての病態に応用できる薬剤でもありません．漢方薬に治せるものは漢方薬が治せるものに限りますが，そのことを曖昧にではなく，正確に知っていただくことが本書の主旨です．

　本書では日常診療においてできるだけ漢方薬を活用しやすいように，また生薬に親しみをもっていただきたいとの考えから以下のコーナーを設けてあります．

・症例へのアプローチ：本書では一部を除き健康保険に収載されている漢方処方を紹介していますが，それぞれの適応をご理解いただくためにこのコーナーを設けてあります．処方に対する先入観を排除するため，あえて個別症例の提示は行っていません．各医療現場で適応者を判断していただきたいため，適応の考え方を中心に解説したつもりです．

- **臨床のヒント**：東洋医学で用いられる用語の意味，臨床で役立てるための考え方，生薬を理解するうえでのポイントなどを解説しました．
- **常套的組み合わせ**：漢方薬に配合される生薬には，常套的に行われる組み合わせというものが存在します．これを記憶しておくことは，多くの処方でその目的を理解する助けになるため紹介しました．
- **生薬よもやま話**：生薬にまつわるミニ知識を，簡単に記載しています．生薬を身近なものとして感じていただければと思います．
- **コラム**：漢方薬に対する情報が多く発信されるなか，拡大解釈が生じないようにという目的で記載してあります．

2013年3月

浅岡俊之

ことわり

❶ 一般的に，漢方薬を解説する書には処方を選別するためのさまざまな身体所見が紹介されている．しかし，投与に必須となる所見であるのか，あるいはあれば典型的な症例であるかの別が記されていない場合がある．本書においては投与に際し，必ず確認の必要があるものを**必須となる身体所見**として著した（第4，5章　症例へのアプローチ欄）．

❷ 本書では，基本的に健康保険の適応となっていて，かつエキス剤として流通している処方を扱った．しかし，理解を助けるため，例外的にエキス剤にないものに＊印をつけ一部記載した．

❸ 漢方薬は，それを構成している生薬の働きから効能を知るべきであるという主旨から，処方を構成している生薬のみを記載し，分量は割愛した．煎じ薬として処方を希望される場合には他の書物を参考にされたい．

❹ 第4，5章に掲載している**症例へのアプローチ**には，実際の臨床でよく遭遇するものを選んだつもりである．当然のことながら，個々の症例には個別の事情があり，所見などそのすべてを記載したのでは普遍性に乏しいものとなる．本書では，多くの症例に共通して応用可能になるようにという視点から解説を行った．決して紹介処方と病名だけをセットにして記憶されないことを望む．

Dr.浅岡の本当にわかる漢方薬
目次

はじめに 3
ことわり 5

第1章　漢方薬を理解するための基本事項

1 漢方薬の起源から現在まで 12
　❶生い立ち／❷薬としての成長／❸わが国への輸入／❹明治以前，以後

2 漢方薬の構造 16
　❶漢方薬は生薬の複合剤／❷漢方薬は生薬を用いた約束処方／❸複合するということ／❹複合する理由

3 漢方薬の多様性と理解の仕方 21
　❶トッピングによるバリエーションの拡大／❷漢方薬の理解の仕方

4 生薬の理解の仕方 25
　❶生薬には必ず自覚症状を改善する働きがある／❷薬性／❸守備範囲／❹薬能，薬性，守備範囲の組み合わせ／❺生薬はすでに混合物／❻生薬のevidence

　◆ 帰納法と演繹法 30

第2章　東洋医学の尺度

1 診断 34
　❶漢方薬の適応は西洋医学の病名では表現できない／❷東洋医学の診断／❸状態を表現する用語は日常用語／❹状態を表現する用語の基本／❺状態を表現する用語の組み合わせ

CONTENTS

2 治療 ……………………………………………………… 41
1 なぜ状態を表現しなければならないか／**2** 状態で治療を行う利点／**3** 東洋医学の治療概念／**4** 状態が診断にあたるということ／**5** 適応病名の謎

3 東洋医学に特有の概念 ………………………………… 47
1 気という概念とその異常／**2** 血という概念とその異常／**3** 水という概念とその異常

第3章　診療の手順

1 診察 …………………………………………………… 56
1 診察のとらえかた／**2** 診察の方法と種類／**3** 診察の順番／**4** 所見採択の優先順位

2 診察と薬剤との関係 ………………………………… 60
1 約束処方を選ぶ工程／**2** 舌診／**3** 脈診／**4** 診察の手順

第4章　主要な生薬と処方

1 甘草 …………………………………………………… 70
2 桂枝 …………………………………………………… 74
3 麻黄 …………………………………………………… 79
4 附子 …………………………………………………… 91
　◆ かぜの考え方 ……………………………………… 94
5 細辛 …………………………………………………… 98
6 茯苓，蒼朮（白朮），沢瀉，猪苓 …………………… 101
7 半夏 …………………………………………………… 109
8 柴胡 …………………………………………………… 114
9 黄連と黄芩 …………………………………………… 122

10	人参	129
11	桃仁と牡丹皮	134
12	当帰と川芎	138
13	地黄	144
14	大黄と芒硝	148
15	石膏	153

第5章　グループをなす処方群

1	建中湯類	156
2	補気剤	161
3	補血剤	168
4	補腎剤	173
◆	東洋医学と現代科学の関係	178

付　録

付録1	保険収載処方一覧（本編掲載分を除く）	180
付録2	主な生薬の薬性と守備範囲	187

■ 処方名・生薬名・解説事項 索引 ……………………… 188
■ 適応・主治・症例 索引 ……………………………… 193

おわりに ……………………………………………………… 196

本文中イラスト：パント大吉，裏表紙画像提供：株式会社ツムラ

CONTENTS

症例へのアプローチ

- 筋肉のつり ……………………… 71
- 花粉症対応のいろいろ ………… 84
- 感染症における
  診断と治療の関係……………… 85
- 特発性浮腫 ……………………… 87
- 麻黄＋石膏の組み合わせ ……… 88
- 麻黄＋薏苡仁の組み合わせ …… 89
- 裏寒の治療 ……………………… 90
- 下痢のいろいろ ………………… 92
- 四肢の痛み ……………………… 92
- 鼻水 ……………………………… 99
- めまい ………………………… 102
- 全身倦怠感 …………………… 104
- 口の乾き ……………………… 108
- 食道神経症 …………………… 111
- 感染性胃腸炎 ………………… 112
- インフルエンザ後の不調 …… 116
- 精神的な要因がもたらす
  往来寒熱……………………… 117
- 気鬱による腹部膨満感 ……… 118
- かぜ …………………………… 119
- 心臓神経症 …………………… 121
- 感染性胃腸炎 ………………… 125
- ストレスと手足煩熱 ………… 125
- 脱水 …………………………… 131
- 便秘 …………………………… 132
- 発作的な頭痛 ………………… 133
- 大腸憩室炎 …………………… 136
- 月経痛 ………………………… 143
- 皮膚疾患 ……………………… 146
- 便秘 …………………………… 151
- 過敏性腸症候群 ……………… 157
- 脾虚の原因 …………………… 163
- 感染症後の食欲不振 ………… 164
- 暑気あたり …………………… 164
- 脾虚の1つ～泥状便 ………… 165
- 癌に補剤を用いる根拠 ……… 170
- 呼吸器症状に用いる生薬 …… 171
- 補血と清熱 …………………… 172
- 高齢者に多い手足のほてり … 176
- 下肢のしびれに牛車腎気丸？ … 176

臨床のヒント

- 漢方薬の剤型 …………………… 32
- 陰陽 ……………………………… 38
- 表裏寒熱は主に感染症を扱う際に
  用いられる尺度 ………………… 40
- 証は変化する …………………… 43
- 気と寒熱 ………………………… 49
- 血の概念 ………………………… 51
- 冷えの原因には4つある ……… 53
- 腹診について …………………… 64
- 生薬を味で分類する方法 ……… 72
- 構成生薬の数 …………………… 83
- 約束処方の使い方 ……………… 83
- 附子を選択する際の決まりごと … 93
- 熱薬の守備範囲 ……………… 100
- 利水の四品 …………………… 107
- 生姜と乾姜の違い …………… 112
- 処方全体の方向性を左右する
  半夏 …………………………… 113
- 裏熱はどうやって確認するのか … 122
- 気鬱はなぜ裏熱をもたらすのか … 123
- 手足のほてり ………………… 124
- 気の異常への対応方法 ……… 128
- 気の不足は消化吸収機能の
  低下によってもたらされる …… 130

- 全身倦怠感はいつも気虚と
  診断できるか？ ……………… 132
- 桃仁, 牡丹皮は血流改善剤？ … 137
- 不定愁訴とは ………………… 139
- 散薬は香りが大切…………… 142
- 下腹部痛を主治する生薬には
  2通りある …………………… 142
- 漢方薬は長く飲まないと
  効かない？ …………………… 143
- 大黄と芒硝が配合されるとなぜ
  承気湯と呼ばれるのか ……… 149
- 漠然とした気鬱 ……………… 150
- 気の異常は日常生活に原因あり … 152
- 処方名に付けられた大小の意味 … 158
- 桂枝湯の構成生薬がもつ特性 … 159
- 五臓の中心に脾あり ………… 166
- 腎虚は syndrome ……………… 177

◆ 常套的組み合わせ ◆

- ❶ 桂枝＋茯苓 ………………………… 78
- ❷ 生姜＋大棗＋甘草 ………………… 81
- ❸ 半夏＋生姜（乾姜） ……………… 110
- ❹ 柴胡＋黄芩 ………………………… 116
- ❺ 黄連＋黄芩 ………………………… 128
- ❻ 人参＋黄耆 ………………………… 167

◆ 生薬よもやま話 ◆

- 多種多様なカレーは主婦の手で … 20
- 処方の名前と構成する生薬の数 … 24
- 生薬の分類　上中下 …………… 29
- 甘草の歴史 ……………………… 73
- 小青竜湯の名の由来 …………… 82
- 茯苓は茯霊 ……………………… 103
- 蒼朮と白朮 ……………………… 104
- 家紋 ……………………………… 105
- 黄柏 ……………………………… 127
- 人参 ……………………………… 129
- 紅花 ……………………………… 137
- 修治 ……………………………… 147
- 仁のつく生薬 …………………… 152
- 君子 ……………………………… 162

◆ Column ◆

- 中庸の意味………………………… 44
- 病名と保険診療…………………… 46
- 古代人がイメージした「気」…… 49
- 滞り ………………………………… 51
- 東洋医学の尺度の多様さ………… 54
- 漢方治療は
  オーダーメイド治療？ ………… 59
- 東洋医学と西洋医学の診断の
  ずれが生むもの ………………… 64
- 自然は優しい？ ………………… 67
- 心とお腹………………………… 160
- 五臓について…………………… 167
- バイオミミクリー……………… 177

第1章

漢方薬を理解するための基本事項

漢方薬に関してはとかくその効果に関心が集まりがちです．しかし，まずはどのようにして生まれた薬剤なのか，またどのような構造をしているものなのかを確認することが必要です．なぜなら，その確認が最終的な理解に不可欠だからです．

第1章 漢方薬を理解するための基本事項

1 漢方薬の起源から現在まで

漢方薬の生い立ちとわが国での歴史

1 生い立ち

　漢方薬は生薬と呼ばれるものから成り立つ薬剤ですが，その生薬のルーツとはどこにあり，どのように育まれてきたものなのか．漢方数千年などという表現がなされますが，生薬の元となるものの使用はそのずっと前，人類が誕生した頃にさかのぼることになるでしょう．つまり，人類が他の動物達とあまり変わらない生活をしていた頃，けがをしたりさまざまなことを原因として体調を崩したり．そのようなときに有利に働くものを身のまわりでみつけたわけですが，それが後世に生薬と呼ばれるようになるもののはじまりと言えます．自然界の動物達はさまざまなものを口にしますが，体調に合わせて植物の根や葉，必要時には鉱物さえも食します．人類も同様，飢餓との戦いであった歴史から考えれば，いろいろな植物や動物を食べ，ときには他の動物達が食べる姿を模倣し，そのなかから偶然効能のあるものを発見したと想像されます．もちろん，その反対に毒性のあるものにも遭遇したことでしょう．こうして経験から得られた情報は蓄積され，長い時間を経て紀元前数世紀には「本草書（ほんぞうしょ）」というものが著されるに至りました．

　さて，古代人達が発見した効能とはどのようなものであったか，それは何かしらの**自覚症状の改善**以外には考えられません．下痢が止まるとか，頭痛が軽くなるとか…．すべては経験から学び，受け継がれ，やがて生薬という言葉にまでたどり着いたのです．時代の変遷とともにさまざまな薬能が提唱されようとも，基本的に自覚症状の改善が生薬の薬能の出発点であることに間違いはないはずです．

2 薬としての成長

　自然界の植物，動物，あるいは鉱物を薬として用いることは，何も東洋だけで行われたことではありません．ユーラシア大陸の広い地域でもオセアニア大陸でも，世界各所にそのようなものは認められます．しかし，系統立った医学体系として受け継がれたものは東洋におけるものだけとされており，鍼灸治療などと併せ**東洋医学**と呼ばれています．

　前漢時代には「黄帝内経（こうていだいけい）」という書物が著されました．素問（そもん），霊枢（れいすう）という2部からなっており，基礎概念や生理にあたるものが書かれています．前者が総論，後者が各論のような構成になっていて，鍼灸治療に関しても多くが紹介されています．後漢には「傷寒論（しょうかんろん）」（傷寒とは急性熱性疾患の意味）という書物が編纂されています．治療薬に関して系統的に著されたものとしては現存する最古のものといえるものですが，張仲景という役人が医者に命じ，地域ごとに用いられていた薬剤を収集整理し紹介した書物と推定されています．当時の死因のトップが感染症であったことは想像に難くなく，それに対応すべく紹介したもので，現在でも漢方治療のバイブルのような存在とされます．

　その後，今でいう中国大陸（正確な範囲は知る由もない）では感染症以外の病態に対応する薬剤も考案され，数え切れないほどの医者が患者を治療し，経験を積み，さまざまな理論や手法が生み出されました．

3 わが国への輸入

　このようにして生まれ育った薬剤，医学がわが国に輸入されたのは奈良時代頃とされています．命がけで運ばれた高価な薬剤が広く用いられたとは考えにくく，またそれを扱う人材の数も限られていたわけですので，ごく一部の人々だけが治療を享受したことでしょう．ちなみに，運ばれた生薬の一部は正倉院などに保存されました（現在でも残っているものがあります）．

生薬を都度大陸から運んでいたのでは限界があります．国内で代用になるようなものが探されたに違いありません．また，輸入される以前からわが国に存在していた薬用植物もあったわけですし，大陸よりも品質のよいものがみつかったこともあったのです．こうした原料の事情，また食文化や疾患背景の違い，言葉や用語の問題から，輸入された薬剤，医学はわが国のなかで少しずつ変遷していきます．また，大陸からもたらされた医学がわが国に定着するには相応の時間がかかり，本格的に根づいたのは16世紀以降とされています．ちなみに「漢方」という言葉の意味ですが，「漢」とは今でいう中国大陸を指し，「方」とはテクニック，すなわち医学を指します．つまり，大陸からやってきた医学，薬剤という意味です．よって大陸では漢方薬という表現は用いられません．これはわが国でしか通用しない用語です．

4 明治以前，以後

　こうして時間をかけ，わが国でひろまった漢方薬による治療は江戸時代末期まで医療の中心を担っていました．この間，東洋医学の理論を中心とする流派，実証主義を堅持する医者などさまざまな人がかかわり時代が進みました．そして江戸末期には解体新書などを皮切りとして西洋医学が紹介され，維新の流れに沿い明治初期にわが国の医学の中心は西洋医学にとってかわりました．

　それから100年あまり，漢方薬は民間薬として薬局で売られ，またごく一部の医師が治療に使用していました．明治末期から昭和のはじめに漢方治療の復興を唱えた先人もいましたが，全体からみれば大きな勢力とはなりえませんでした．ところが昭和51年，時代背景（薬害や公害問題）を追い風として突如漢方エキス製剤の保険収載が決められたのです．医療従事者に漢方薬に関する知識や東洋医学の素養がないに等しい状況であったにもかかわらず，薬剤だけが医療現場に現れました．その扱いをめぐって混乱が生じたことは

明白です．西洋薬と同様のロジックで扱えるものと誤解されたり，過小評価と同じくらい過大評価もされたはずです．いずれも正しい理解ではありませんが，そうして現在を迎えているのが実情です．漢方薬はそれなりに有効な治療手段であり，医療資源でもあります．現代医療のなかで漢方薬を役立てることは可能ですが，そのためには特徴や用い方を知る必要があることは言うまでもないことです．

第1章 漢方薬を理解するための基本事項

2 漢方薬の構造

漢方薬は2種類以上の生薬を組み合わせた約束処方

1 漢方薬は生薬の複合剤

　漢方薬は生薬から成り立っています．生薬とは自然界に存在する植物や動物，鉱物由来のもので，古代から経験的に薬能のあるものとして認識されたものを指します．漢方薬とはこの生薬を何かしらの目的を達成するために用いるものですが，その特徴は**複数の生薬を混合**することにあります．
　例えば芍薬甘草湯（しゃくやくかんぞうとう）という処方は芍薬と甘草を混合することで成り立っています．

芍薬甘草湯：芍薬，甘草
　　　　　　鎮痛鎮痙　補水

　芍薬は筋肉の痙攣や種々の疼痛に用いられ，甘草は身体の水分が損なわれたときにそれを回復させるために選択される生薬です．この両者を組み合わせた理由は「汗をかくなどして身体が渇いた結果もたらされる手足のつりに用いよう」ということです．例えば，夏の暑い時期に運動をしたら汗をたくさんかいた→その後に足がつったので芍薬甘草湯で治そう，ということです．

2 漢方薬は生薬を用いた約束処方

　『上記の芍薬甘草湯を考案し，実際に試してみたら効果があった．だから次回からも同じような病態に用いてみよう』ということになり，繰り返し使用され効果が検証されていきます．無論，この処方が誕生したのは今から2千年くらい前のことですので，治験があるわけでもなければ学会で発表される

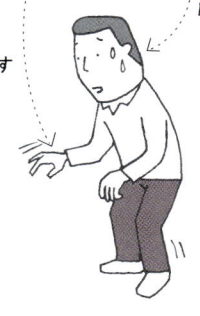
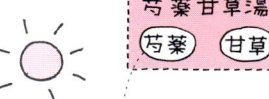
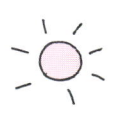

わけでもありません．しかし，すべて経験とはいいながら，最も効果があり，しかも有害事象が起こりにくい配分比率（芍薬甘草湯の場合，最終的には芍薬と甘草は重量比で1：1）が決まることになります．そして**約束処方**として用いられるようになったのです．

3 複合するということ

　漢方薬と呼ばれるものは，すべて2つ以上の生薬を組み合わせた**複合剤**です．もちろん，複合という技術が生まれる以前にはそれぞれを単品で用いていました．しかし，数千年前に異なる生薬を組み合わせることでいろいろな利点が生じることが発見され，以後さまざまな組み合わせが試されることになります．なかには成功したものもあれば，失敗だったものもあったことでしょう．多くの組み合わせトライアルの結果，治療の役に立つものだけが残り，長い年月をかけて優秀なセットだけが伝えられてきました．

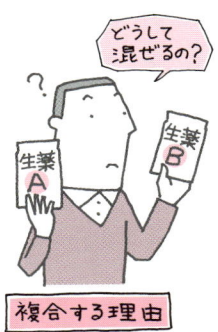

① 効果の増強　② 副作用の軽減　③ 複数の愁訴

4 複合する理由

　それでは，何を目的として組み合わせが行われたのでしょう．それは以下の3通りに限られます．

❖ 併用により効果の増強を図る

　同じような作用をもった生薬を組み合わせ，効果をより確実にしようというものです．
　小半夏湯*という処方があります．

しょうはんげとう　　はんげ　しょうきょう
小 半 夏 湯：半 夏 ， 生 姜
　　　　　　　　　嘔気嘔吐　嘔気嘔吐

　嘔気嘔吐を適応とする半夏に，同じく嘔気嘔吐に適応をもつ生姜を合わせた処方です．感染症，妊娠悪阻など，原因を問わず広く嘔気嘔吐に用いることができます（使用条件は**第4章-7**参照）．
　西洋薬でいえば，利尿剤とアンジオテンシン受容体拮抗薬を組み合わせて，より確実な降圧効果を得ようとするのに似ています．

＊　エキス剤にない．詳細は巻頭の「ことわり」を参照．

❖ 併用により副作用の軽減を図る

何かの生薬を用いるときにあらかじめ副作用が予測される場合，それを打ち消す目的で他の生薬を併用する手法です．

甘草麻黄湯*という処方があります．

甘草麻黄湯：麻黄，甘草
　　　　　　　　　[排水]　[補水]

麻黄は浮腫などを軽減するために体表の水を外部に捨てる目的で用いられますが，いきすぎれば脱水を招きます．これをあらかじめ予測し，脱水を予防する目的で甘草を併用したというわけです．消炎鎮痛剤を用いる場合にあらかじめ胃薬を併用するなど，これも西洋薬を用いる場合によくあることなので理解しやすいことと思います．

❖ 複数の愁訴・病態に対応するため

これは当然のこととして理解されます．

先ほどの小半夏湯は半夏と生姜の組み合わせで嘔気嘔吐を鎮めます．しかし，患者が同時にめまいも訴えたらその愁訴に対応する生薬も必要になります．めまいに多用される生薬に茯苓というものがあります（第4章-6参照）．結果として，小半夏湯に茯苓も加えて小半夏加茯苓湯（半夏，生姜，茯苓）という処方が誕生します．違う目的を同時に達成するためには対応している薬剤を重ねるしかありません．

このように，生薬を組み合わせる理由は限定的ですが，いずれも意図としては複数の西洋薬を組み合わせて用いるのとほとんど変わらないことにお気づきになられることでしょう．漢方薬を理解するうえで知っておかなければならない事項は後述しますが，少なくとも薬剤として漢方薬を理解することは西洋薬を理解することと本質的にそれほど大きな違いはありません．

多種多様なカレーは主婦の手で

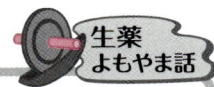
生薬よもやま話

　インドでは毎日，さまざまなカレーが食されます．使われるスパイスの種類は数十にものぼると聞いたことがありますが，主婦たちはその日の家族の体調や顔色からその組み合わせを決めるのだそうです．それをできるようになるのが大事な嫁入り修行で，知識と技術が何代にも渡り，母から娘へと伝えられてきました．そのカレーに欠かせない代表的なスパイスにターメリックがありますが，これは鬱金のこと（健康食品でウコンと称して販売されているものとは別物）．現在，日本で保険適応となっている処方には用いられていませんが，古来から気分を晴らす生薬として用いられてきました．もちろん，漢方薬の場合には薬剤ですので，通常食品として食されないものも多く配合されます．しかし，基本的にはカレーのスパイス配合と漢方薬の成り立ちは同じようなもの，そう考えれば漢方薬も身近なものとして感じられそうです．

第1章 漢方薬を理解するための基本事項

3 漢方薬の多様性と理解の仕方

生薬のトッピングが処方のバリエーションを生む

❶ トッピングによるバリエーションの拡大

　漢方薬は種類が多く，名前も難しいので覚えにくいという声をよく耳にします．しかし，種類が多いようにみえても，その理由さえわかれば効率よく理解することができます．
　桂枝湯（けいしとう）という処方があります．

> **桂枝湯：桂枝（けいし），芍薬，生姜，大棗（たいそう），甘草**
> 発汗促進　鎮痛鎮痙　　　　　胃薬

　この処方に配合されている桂枝はさまざまな目的で用いられますが，この処方では主に発汗を促すことを目的として配合されています．
　また，最も有名な漢方薬の1つに葛根湯（かっこんとう）というものがあります．この葛根湯，実は上記の桂枝湯に麻黄，葛根（かっこん）という2つの生薬をトッピングしたものです．

> **葛根湯（かっこんとう）：桂枝，芍薬，生姜，大棗，甘草 ＋ 麻黄，葛根**
> 　　　　　　　　　桂枝湯　　　　　　　　　　　　発汗促進　項の凝り

　なぜ麻黄と葛根をトッピングしたのか，その理由を知れば桂枝湯と葛根湯の関係が理解されます．まず，麻黄という生薬は桂枝と同様に発汗を促す薬能があるので，葛根湯は麻黄を加えた分だけ桂枝湯よりも発汗能力に優れることになります．また，葛根は項の凝りを軽減する目的で用いられる生薬なので，結果的に葛根湯には桂枝湯にはない「項の凝りを軽減する」という薬能が加えられます．

さらに葛根湯加川芎辛夷という処方があります．名前のとおり，葛根湯に川芎と辛夷をトッピングした処方です．

葛根湯加川芎辛夷：桂枝，芍薬，生姜，大棗，甘草，麻黄，葛根
　　　　　　　　　　　　　　　　　葛根湯
　　　　　　　　＋ 川芎，辛夷
　　　　　　　　　　頭痛　鼻づまり

　川芎は頭痛を，辛夷は鼻づまりを軽減する生薬です．つまり，「葛根湯を使おうと思ったら頭痛や鼻づまりもあるので川芎と辛夷を加えた」ということです．

　これら一連の処方を別個に記憶するのではいかにも効率が悪いというものです．西洋薬を用いて約束処方をつくることを考えれば，既存の約束処方にさらに何かの薬剤を追加して新たな処方をつくることは理解に難くありません．実際，漢方薬の場合にも同じことがなされます．

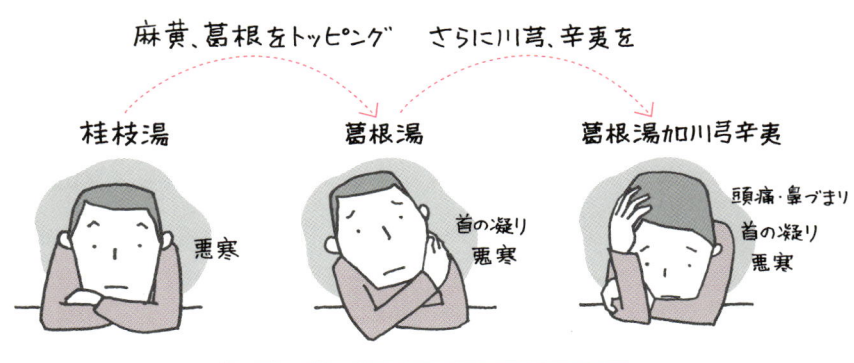

つまり，漢方薬にはたくさんの種類があるようにみえますが，その多くは**何かの基本骨格を中心にすえ，そこに別の生薬を加えることでバリエーションを増やしている**ということなのです．

2 漢方薬の理解の仕方

　このような薬剤を理解する場合，複合体全体で物事を語っても正確な理解はできません．これも西洋薬の複合剤に置き換えていただければわかるとおり，複合剤の適応なり効能は，あくまでもそこに配合されている成分の総和で考えるのが自然な理解の方法です．漢方薬も同様です．漢方薬の場合，それを構成している**最少単位は生薬**ですので，**配合されている生薬の働き**さえわかれば全体の薬能は自ずと理解されます．

処方の名前と構成する生薬の数

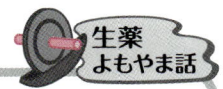
生薬よもやま話

　漢方薬は複数の生薬を重ね合わせてつくられる薬剤ですが，当然のことながらはじめの組み合わせは２つからスタートします．そしてそこに何かを加え３つ，４つと増えていくわけです．つまり，構成している生薬の数が少ないものほど年代的には古い時代に考案されたものである確率が高いといえます．時代が進むにつれ10数種類以上の生薬を組み合わせたものもできてきます．人の欲には限りがないからでしょうか，また医者も患者のリクエストに応えようとしてそうなったのでしょうか．いずれにせよ，構成する生薬の数をみただけでも，およそのその処方が考案された年代が感じられます．

　また，処方の名前にも時代の事情が反映されています．芍薬甘草湯や麻黄附子細辛湯（まおうぶしさいしんとう）のように，配合されている生薬の名前を並べたものが処方名になっているものもあれば，葛根湯のようにその一部だけが処方名に顔を出しているものもあります．そうかと思えば，神秘湯（しんぴとう）や女神散（にょしんさん）のように名前をみただけでは配合生薬が全くわからないものもあります．時代が進み，医者も過当競争になったのでしょう．漢方処方の中身は言ってみれば企業秘密のようなものとなり，処方名から生薬の名前は消えていきます．一子相伝と言われ，構成生薬の中身は外部に決して漏らさなかったとのこと．特許もなかったのですから無理からぬことですが，時代ごとの経済事情が処方の名前にも影響を与えたということなのでしょう．

　さて，構成生薬の数は漢方薬を勉強するわれわれにとってどのような意味をもつのでしょう．それは**勉強をする際の順番**を教えていると考えればよいのではないでしょうか．配合生薬数の多い処方といっても，実はその元にはより単純な処方があり，そこに付け加えたものがあるから複雑化していくわけです．どのように複雑な処方であれ，**元の処方を理解し，そこにトッピングした生薬の薬能を付け加えれば理解できる**ことになります．したがって，**まずは構成生薬数の少ないものから始めるのが効率のよい学習方法**ということになります．

第1章 漢方薬を理解するための基本事項

4 生薬の理解の仕方

生薬の理解の仕方には3つのポイントがある

1 生薬には必ず自覚症状を改善する働きがある

　生薬には植物由来のもの，動物，鉱物由来の3種があります．古代から人々が自然界のなかに何かしらの薬能を求めた結果使われるようになったものですが，それでは古代人達はどのようにして薬能を知ったのか．検査の結果や診察の所見を改善するために薬を求めたということは考えられないことで，あくまでも何かしらの**自覚症状の改善**に役立ったから薬として認識したはずです．ですからどの生薬を理解する際にも，どのような自覚症状の改善が得られるのかを知ることがまずその第一歩になります．薬能にはさまざまなものがいろいろな表現で提唱されますが，その基本はあくまでも症状の軽減にあることを忘れてはなりません．

　東洋医学には**主治**（しゅじ）という用語があります．これは適応を意味しています．古い言葉や独特の表現がなされることもありますが，その多くは何かしらの自覚症状を意味しています．

2 薬　性

　こうして使われるようになった生薬は，長い期間をかけてさまざまな検証を受けることになります．そのなかに，薬の性質という意味の**薬性**があります．後述しますが，漢方薬を生み出した東洋医学は糖尿病や高血圧といったような病名で治療の方針を立てるわけではありません（そもそもそのような病名自体，存在しない）．そうではなく，身体の状態で薬の適応を探っていきます．例えば，身体が乾いているから湿らせる薬を使おう，冷えているから

温めようなど，生薬の性質も同様で，薬性は以下の5通りの尺度で把握されます．

①**寒／熱**：冷やすか熱するか

> 例：石膏は熱いものを冷やすので寒性，附子は冷えたものを熱するので熱性．

②**燥／潤**：乾かすか湿らせるか

> 例：麻黄は水を捨てる性質があるので燥性，地黄は潤す性質があるので潤性．

③**補／瀉**：補うか捨てるか

> 例：人参は損なったものを補う生薬なので補性，大黄は過剰なものを捨てる性質をもつので瀉性．

④**収／散**：収めるか散らすか

> 例：だらだらと出る鼻水には粘膜を引き締める収性の五味子を用い，たまった鼻水を散らすには散性の辛夷を用いる．

⑤**升／降**：上げるか下げるか

> 例：脱肛には升（昇）性の升麻を使い，便秘に使われる芒硝は降性．

それぞれの処方のなかにはこれらの性質を考慮して生薬が配置されます．

3 守備範囲

漢方薬は何となく全身に作用する薬剤であると錯覚されることが多いように思われますが，実は生薬には**守備範囲**というものがあります．一部にはほぼ全身をカバーするような生薬もありますが，多くの生薬ではその守備範囲は限定的です．守備範囲を認識することは，どの生薬を治療に用いるかを考

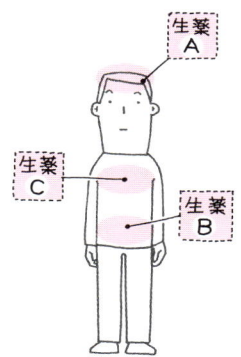

えるうえで不可欠な要素となりますので，その理解は重要なポイントになります．

> 例：牡丹皮（ぼたんぴ）の守備範囲は下腹部で，薬能は不快感や疼痛を軽減すること，だから月経痛に用いられる．

4 薬能，薬性，守備範囲の組み合わせ

これらを総合的に勘案してさまざまな症状，病態に生薬をあてていきます．それは適応のみならず禁忌を考えるうえでも同様です．

> 例：月経痛に牡丹皮を用いるのはよいが，降性なので妊婦の下腹部痛には用いない．

5 生薬はすでに混合物

生薬を正確に理解することが漢方薬を理解するための基礎であることは間違いありません．さて，それでは生薬の働きを現代科学の方法論で正確に知ることはできるのでしょうか．

第1章 漢方薬を理解するための基本事項

麻黄という生薬を例にとってみましょう．麻黄を分析するとエフェドリンが含有されていることがわかります．では麻黄をエフェドリンと同様に扱うことはできるのでしょうか．答えは否です．なぜかといえば，麻黄にエフェドリンが含まれていることは事実ですが，麻黄にはエフェドリン以外のものも含まれているからです．エフェドリンが含まれていることを知ることは，麻黄の有害事象を理解するうえで有益な情報ですが，だからといって麻黄＝エフェドリンとすることは誤りです．**自然界の植物や鉱物，動物由来の生薬は単離された薬剤ではありません**．したがって，麻黄にエフェドリンが含まれているからといって，麻黄＝エフェドリンとすることはできません．

　これはすべての生薬に共通することです．ですから，**単離成分を基本に考える西洋医学の治療方法をただ単に漢方薬に持ち込むことは正確さを欠く原因となってしまいます**．そのような考え方で治療を行いたいのであれば，混合物である麻黄は治療薬としては不適切な物質であり，単離されたエフェドリンを用いるべきです．逆に，人工的に麻黄を精製することはとても困難な作業であると考えられます．麻黄に含まれるすべての成分を正確に割り出し，それを混合しなければならないからです．また，エフェドリンを使えば麻黄の代わりになるというものでもありません．実際，麻黄の働きをエフェドリンの薬理作用だけから説明することは困難です．

6 生薬の evidence

　それでは，われわれは生薬の働きをどのように理解したらよいのでしょうか．

　生薬は数千年（使用起源から考えればおそらく数十万年）の時をかけ，効能や毒性の検討が繰り返されてきました．そのすべては，実際の治療に用いられた経験から得られたものであって，理論から導き出されたものではありません．理論はあくまでも起こった事象を説明するためのものです．しかも，現在のように情報が統制されていたわけでもありません．加えて，生命に直

結する薬や希少なものは昔から高値で取り引きをされてきました．現在では厚生労働省の認可や学術団体，研究機関での検証がありますが，以前はそうではありません．高価な商品ともなれば，少しでも価値のあるものとしてみせるために実際の効能を誇張するようなこともあったでしょう．また，いわゆる流派によって効能の表現に違いがあったり，時代による変化もあります（要するに establish されていない）．

そのようなさまざまな要因を排除するためには工夫が必要です．一部の流派の説だけを取り上げても真実であるという保証はありません．また，歴史上のある期間だけ提唱されたが，その後には使われなくなったといったような用い方もあります．さらにいえば，地域によって違いがある場合もあれば，伝承の途中で誤りがあったであろうと想像されるものまであります．

本書では，このようなさまざまなバイアスを避けるため，文献が残っている２千年ほど前から現在まで**普遍的に用いられている用い方**を薬能として紹介します．そのような条件を満たすものであれば，臨床において有用度が高いと考えるからです．

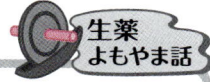

生薬の分類　上中下

　古代から人々によってその性質が検討された生薬ですが，その分類方法には実にさまざまなものがあります．色での分類，味での分類など，それぞれどのような病態に用いることが適当なのかを探るためにつくられた分類です．そのなかの１つに「上中下」という分類があります．上とは「食品に近く，これといった有害事象のないようなマイルドなもの」，下とは「切れ味は鋭いが，往々にして有害になりうるもの」という意味です．中とはその中間のものとして分類されます．もともとは「下」のことを薬と呼び，それらを用いるときにできるだけ上や中と組み合わせて副作用を出さないようにするなどの工夫がなされました．３千年程前に書かれたとされる「神農本草経」という書物には365種類の生薬が上中下に分類され紹介されています．

第１章　漢方薬を理解するための基本事項

帰納法と演繹法

　一般的には哲学や論理学において用いられる用語ですが，東洋医学を扱ううえで確認しておく必要があることですので，ここで説明をしておきます．

　帰納法とは個別的な事例や特殊な事例から一般的な規則や法則を導き出そうとする推論方法のことをいいます．これに対し，一般的な原理を前提として，個別的・特殊的な結論を得る推論方法が演繹法です（図1-1）．帰納法においては，前提が真であるからといって結論が真であることは保証されません．これに比較して演繹法では，前提が真であれば結論も必然的に真となります（しかし，逆に前提が間違っていれば結論も誤りになります）．

　例を挙げてみましょう．

帰納法：アジやサバは魚である
　　　　→アジやサバには鰓がある
　　　　→だから魚には鰓がある

　ここで個別的事例として取り上げたのはアジとサバです．アジとサバが魚であることは正しいのですが，「魚には鰓がある」という結論の精度を上げるためには，できるだけ多くのサンプルについて検討することが必要となります．そして，もし鰓のない魚がみつかれば結論は否定されるわけですので，帰納法によって得られる結論はあくまでも仮説として取り扱わなければなりません．

演繹法：すべての魚には鰓がある
　　　　→アジやサバは魚である
　　　　→だからアジやサバには鰓がある

　一方，演繹法においては前提である「すべての魚には鰓がある」が正しいものである必要があります．もし前提が誤っていれば，その後の論理は意味をなさなくなってしまうからです．

　帰納法と演繹法とはどちらが優れているとか，どちらを選択すべきかという

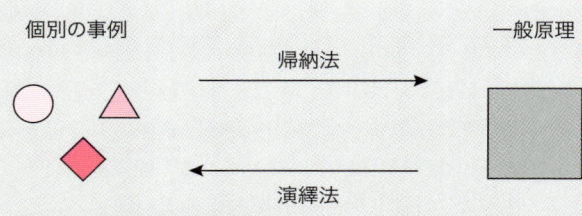

図1-1　帰納法と演繹法

関係にあるわけではありません．大切なことは，帰納法から得られた結論は仮説であること，演繹法では前提が真実であることが不可欠であること，この2点を理解することです．

　医学においてはまだわからないことが多いため，個別事例の観察から仮説を立て，それを実験などの方法で証明するという方法が一般的です．帰納法で得られた仮説が真実であると証明されれば，それは一般原理として演繹法の前提として用いることができます．もちろん，医学以外のものでも同様のことが言えます．りんごが木から落ちることが観察された場合，みかんや桃も落ちると予測するのが帰納法，万有引力の法則からそれを説明するのが演繹法といった具合です．

　さて，それでは東洋医学はどのような手法を用いてその論理を構築したのでしょうか．それは自然界やわれわれの身体で起こる事象の観察から帰納的に仮説を立てることで成立しています．期間の長さを考えればサンプルの規模は膨大で，その精度はそれなりに高いものであろうと予測されます．したがってわれわれの身の回りで起こる事象を説明するには有効な手段であると考えられます．しかし，それはあくまでも帰納的に得られた仮説なのであって，実験などによって証明された真実と同等であるという保証はありません．したがって，東洋医学の論理を一般原理（すなわち真実）として前提に挙げ，演繹的に結論を得ようとすることは論理的に誤りであるということになります．少々ややこしい話ですが，このことは東洋医学の理論を扱ううえで重要な意味をもっていますのでご承知おきください．

臨床のヒント　漢方薬の剤型

　漢方薬には，○○湯，□□散，△△飲（子），▽▽丸の4種類の剤型があります．**湯**とは生薬を煎じて得られる湯液，**散**とは生薬の粉末を直接服用するもの，**飲（子）**とは湯液であるが少しずつ服用すべきという服薬指導の意味，**丸**とは濃縮した煎じ液や生薬を蜂蜜などで固めて丸剤にしたものを指します．

　どのような処方にも最後の1文字にはこれらのどれかが付けられており，そのようにして服用することが有利だからという意味が込められています．例えば麻黄湯，葛根湯，麻黄附子細辛湯といった身体を温めて治療する処方の場合には，熱された湯液で服用すれば効果が強くなります．エキス剤の場合にも必ず熱い湯に溶かして服用するように指導します（効果が全く違います）．

　散薬はあえて煎じることを避けているわけですが，これは芳香成分を温存したい場合に用いられる手法です．漢方薬では香りによる治療効果も考慮されているため，散薬は香りをかいでから服用するようにします．

　飲（子）と名の付く処方は嘔気や嘔吐があり一気に服用が困難な場合に用いられる処方か，あるいは処方中に胃にさわる生薬が配合されていることを考慮してゆっくり服用することを指示しているかのどちらかです．

　丸剤は要するに徐放剤ということですが，胃にさわる生薬（主に地黄）を用いる場合に，胃のなかで溶けてしまわないようにという工夫がなされています．

第2章

東洋医学の尺度

漢方薬とは古代からの経験を根拠として成立している薬剤です．もちろん，西洋医学の論理に従ったものではありません．それでは，どのような診断をし，適応や禁忌を知ればよいのでしょうか．

第2章 東洋医学の尺度

1 診 断

漢方薬の正確な適応を病名から判断することはできない

1 漢方薬の適応は西洋医学の病名では表現できない

　そのすべての起源が経験則である漢方薬は，当然のことながら西洋医学の考え方から生まれた薬剤ではありません．古来からの経験を基に築かれた**東洋医学の考え方に従った薬剤**です．もちろん，東洋医学の考え方といっても，東洋医学が形作られる以前に薬剤があったわけですので，その効能を説明するための方法論，使用に際してのルールであることはご理解下さい．大切なことは，東洋医学と西洋医学とでは診断，治療の概念そのものが異なるため，**漢方薬の適応を西洋医学の病名で表現することはできない**という点です．

2 東洋医学の診断

　東洋医学の診断概念は証（しょう）というものです．

　証とは病名ではなく状態を指します．つまり，東洋医学においては**病名ではなく，状態を診断する**というロジックが用いられるということです．そして，診断した状態を元に治療計画が立てられます．ちなみに，東洋医学にもそれなりの病名はありますが，それは西洋医学の病名とは異なるものなので，同一視することは誤りの元となります．

　西洋医学では一般的に病名を診断し，導き出された病名に従って治療が行われます．しかし前述のごとく，東洋医学では治療の根拠は病名ではありません．あくまでも状態である証なのです．この点を確認しなければ，東洋医学やその結果として用いられる漢方薬の適応の理解は根本的に不可能となります．

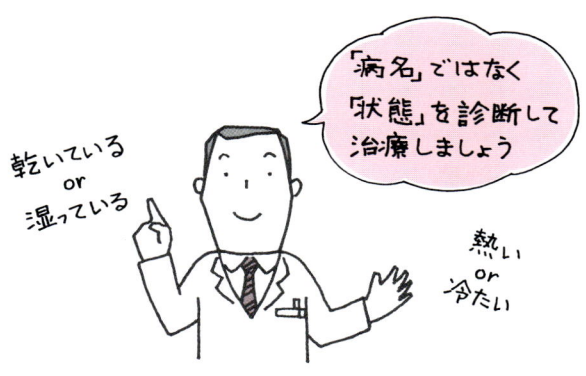

❖ 東洋医学の診断を西洋医学の病名と同一視することで生じる誤りの例

　東洋医学には「癥瘕(ちょうか)」という病名があります．腹のなかに塊があり，疼痛や圧痛を認めるものとされています．現代医学的にいえば腫瘍か膿瘍のようなものか，さまざまな可能性が考えられます．癥瘕に対して用いられる生薬の1つに牡丹皮(ぼたんぴ)というものがありますが，それは症状の軽減のために役立つ，ということで適応となっています．ここで癥瘕＝腹部腫瘍としてしまうとどのような誤りが起こるでしょうか．「癥瘕には牡丹皮が適応」→「癥瘕は腹部腫瘍」→「牡丹皮で腹部腫瘍が改善する」ということになり，根拠のない結論が導き出されることになってしまいます．癥瘕とはあくまでも「腹のなかに塊があり疼痛がある」という状態のことを指していると認識する必要があります．

3 状態を表現する用語は日常用語

　それでは，証とはどのような用語で表現されるのでしょう．実は，それは日常用語でなされます．東洋医学は日常生活のなかから生まれたものですから，それでことは足りるのです．われわれの生活を見渡せば，日常的に状態を表現する言葉はいくらでもみつかります．例えば，乾いている，湿っているなどや，熱い，冷たいもそうです．このような用語で身体の状態を把握して表現し，治療の方針を決めていきます．

4 状態を表現する用語の基本

　解説するまでもなく理解可能な用語（例えば手，足といったような日常用語）も多々ありますが，漢方薬を使ううえでのルールを表現する基本的用語として以下をご紹介します．

①**表・裏**（ヒョウ・リ）

　表とは身体の表＝体表のこと．**裏**とは体表からいちばん離れた場所，すなわち身体の内部のこと．咽頭や口腔内などはその中間に位置すると考え，**半表半裏**(はんぴょうはんり)と表現されます．病巣の位置を表現する場合に必要となる概念です．

②**寒・熱**（カン・ネツ）

　寒とは冷えている状態や自覚のこと．例えば悪寒や手足の冷えは寒と表現されます．対策としては温熱薬を与えることで解消を図ります．

> 例：手先が冷えて痛いなら，手先を温める桂枝を投与する．

　熱とは熱くなっている状態や自覚のこと．熱感や熱の触知で判断されます．対策としては清熱(せいねつ)（熱を清める＝熱を取り去る）をする生薬を用います．

> 例：腸炎で腹のなかが熱くなり下痢をしているなら，裏を冷やし下痢を止める黄芩(おうごん)を用いる．

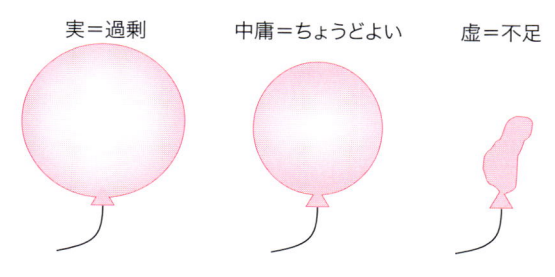

図2-1　虚実の意味

風船の膨らみ具合をイメージしてみましょう．ちょうどよい具合に空気が入っていれば中庸，入りすぎていれば過剰なので実，不足してしおれていれば虚．虚も実も中庸から外れているので病的状態で，実に対しては瀉，虚に対しては補の対応がとられます．過剰になったり不足したりするものにはいろいろとあるのですから，その都度「熱が過剰（実）」，「気が不足（虚）」といったように表記する必要があります．そうでなければ治療方針を立てることはできません．

③虚・実（キョ・ジツ）（図2-1）

虚とは不足している状態のことを指します．不足するものはさまざまですので，「○○が虚している」と表現されます．

> 例：脱水なら「水が虚している」と表現し，水を補充する甘草を与える．

その逆に過剰になっている状態を**実**と表現します．これも虚と同じく，「○○が実している」と表現され，「ならば○○を瀉す（捨てる）」という対策がとられます．

> 例：腹中に食物が実している（つまり便秘）なら，瀉性の大黄（だいおう）を用いる．

むろん，**虚も実も病的状態**を意味しています．

④陰・陽（イン・ヨウ）

物事を2つに大別して考えるときに用いられる概念です．簡単にいえば

> 日陰のようなイメージをもたせるものを**陰**
> 日向のようなイメージをもたせるものを**陽**

と表現するということなのですが，あくまでもそのイメージに合うものに対

して与えられる代名詞のようなもので，それ自体が特定のものを指すわけではありません．

> 例：湿気は日陰にある．だから水は陰と表現される．
> 例：暖かみは日向にある．だから熱は陽と表現される．

しかし，この陰陽という概念は単に状態を表現するための用語ではありません．実は**東洋医学の基本理念を説明するために重要な用語**で，われわれの身体は陰陽のどちらにも偏っては具合が悪く，バランスが大切であるという考えを包含しています．

> **臨床のヒント** 陰陽
>
> 　陰陽という言葉の意味を理解できない日本人はあまりいらっしゃらないでしょう．鳥取や島根を山陰と呼ぶのは，雨が多く気温が低いから．そして広島や岡山を山陽と呼ぶのはそれとは反対の気候だからです．人の性分を陰陽で表現することなども日常的に行われることです．しかし，東洋医学の用語として登場する陰陽となると，とても難解なものと捉えられがちですが，本来はそうではありません．表があるから裏がある，上があるから下があるなどなど，世の中はいつも相対的に成り立っているということを表現しているのです．
> 　東洋医学は自然界で起こるさまざまな事例やわれわれの身体のいろいろな状態を陰陽という言葉を用いて説明しようとしますが，相対的に物事を捉えるときの発想であるということを理解せず，その言葉だけを振り回しても臨床の役に立つとは限りません．東洋医学の根幹には，偏りや滞りが病的な問題を引き起こすという思想があります．陰陽とはバランスの重要さを説明し，何事にも適度というものがあることを説くための用語なのです．

5 状態を表現する用語の組み合わせ

以下のような用い方で状態を表現し，治療方針を立てていきます（図2-2）．

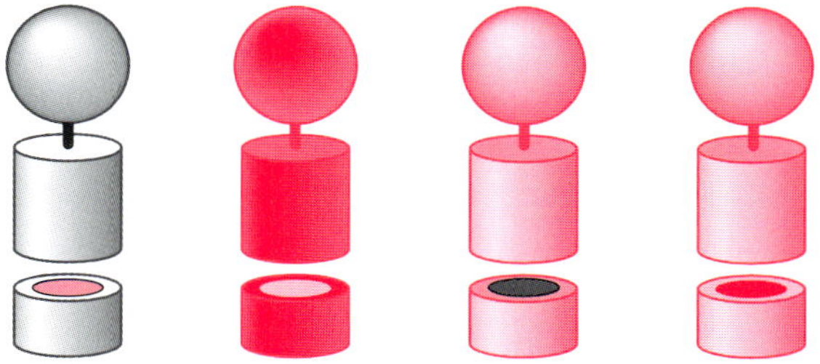

図2-2 表裏と寒熱の組み合わせ
表裏と寒熱を組み合わせれば，このような4つの状態を表現することができます．

（左から）表寒　表熱　裏寒　裏熱

❖ 表裏と寒熱の組み合わせ

①**表寒**：体の表が寒い，または表が冷えている状態

> 例　：かぜをひいて寒気がある．関節が冷えて痛む．
> 対策：麻黄(まおう)，桂枝(けいし)のような表を暖める生薬を用いる．

②**表熱**：体の表が熱い，表に熱感がある状態

> 例　：皮膚炎があり熱感がある．
> 対策：石膏(せっこう)のような表を冷やす生薬を用いる．

③**半表半裏の熱**：半表半裏に熱がある状態

> 例　：気管支炎で熱がこもっている．
> 対策：柴胡(さいこ)のような半表半裏を冷やす生薬を用いる．

④**裏寒**：体の内部が冷えている状態

> 例　：腹が冷えて下痢．
> 対策：乾姜(かんきょう)のような裏を熱する生薬を用いる．

⑤**裏熱**：体の内部に熱がある状態

> 例　：腸炎で下痢．
> 対策：黄連, 黄芩のような裏を冷やす生薬を用いる．

このように部位別の状態に対応するには，各生薬の守備範囲が重要であることはご理解いただけるでしょう．

❖ 虚実と陰陽の組み合わせ

①**陰虚**：陰が不足

> 例　：乾燥している高齢者の皮膚（水の不足）．
> 対策：地黄のような補陰（水を補う）の生薬を用いる．

②**陽虚**：陽が不足

> 例　：冷え（温かみ＝陽の不足）．
> 対策：桂枝のような補陽（温かみを補う）の生薬を用いる．

臨床のヒント　**表裏寒熱は主に感染症を扱う際に用いられる尺度**

東洋医学にはいろいろな尺度がありますが，ここにご紹介した表裏寒熱は，主として感染症を扱う際に用いられる尺度です．漢方薬が育まれた時代，おそらくは死因の多くが感染症であったはずです．したがって，この尺度は東洋医学にとって基本となるものです．しかし，どのような病態に対してもこの尺度を用いることが好ましいわけではありません．病態により，説明しやすい尺度を使い分けるのが東洋医学の方法論です．なぜならば，東洋医学の理論とは起こった事象を説明し対応を考えるために用意されたものだからです．

第2章 東洋医学の尺度

2 治 療

状態を把握することで正確な漢方治療が可能になる

1 なぜ状態を表現しなければならないか

　前述のような用語を用いて身体の状態を把握し，治療を進めていくのが漢方薬を用いた診療です．しかし，「なぜそのようなステップを踏まなければならないのか」，「西洋医学の診断では正解にたどり着かないのか」という疑問をもたれる方もいらっしゃるでしょう．

　例としてアトピー性皮膚炎を取り上げましょう．

　アトピー性皮膚炎の患者の状態は，通常1通りではありません．表皮で炎症が起こっている症例もあれば，すでに炎症は沈静化しているものの皮膚に傷が残っているという症例もあります．その双方が混在している場合もあります．炎症を認める場合，それは皮膚（表）に熱のある状態なので東洋医学的には表熱という診断になります．東洋医学にはアトピー性皮膚炎という診断はありません．したがって，「アトピー性皮膚炎に適応となる漢方薬は何か」と問われても答えは出ません．しかし，「表熱に対する処方は何か」と問われればそれなりの処方が用意されています．「だったら，はじめからその処方をアトピー性皮膚炎に適応とすればよいではないか」ということになりそうですが，そうではありません．なぜならアトピー性皮膚炎の症例が全員表熱であるとは限らないからです．もしすでに炎症が沈静化し，傷のみが残る症例であれば診断は違うものとなり（第2章-3-2-②参照），選択される処方が異なることになるからです．つまり，**漢方薬を適切に投与するためには，「アトピー性皮膚炎」を拠所とするのではなく，「表熱」なり「血虚」なりを根拠とする必要がある**ということなのです．西洋医学の診断がついていても，

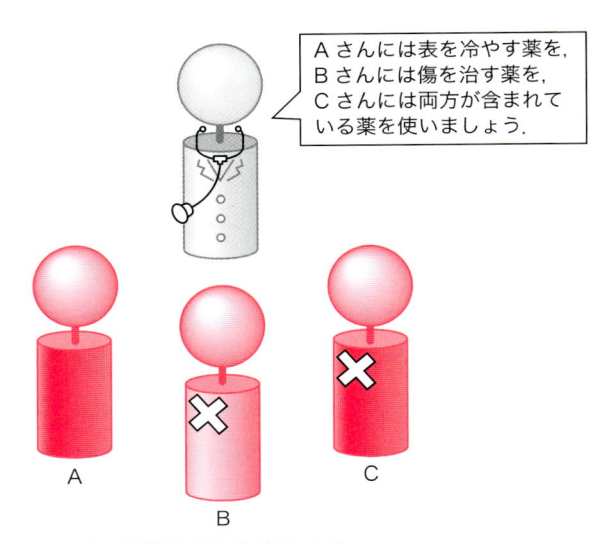

図2-3 状態を元に治療をする
漢方薬は疾患名ではなく，あくまでもそのときの身体の状態で選択されます．

東洋医学の診断（すなわち状態）をつけ直して処方を選択するのが正しい方法です．しかし，繰り返しますが東洋医学の診断は日常用語でなされるものです．決して難解なものではありません．

2 状態で治療を行う利点

このように，病名ではなく状態で治療方針を立てる方法にはそれなりの利点があります．個々人に合わせた治療方針が立てられるというものです（図2-3）．東洋医学は西洋医学とは異なり，経験がすべての知見の根源です．西洋医学のように，生理学や生化学から得られた事実を演繹的に積み重ねてつくられた医学ではありません．当然のことながら，用いられる用語も西洋医学のそれとは違うものです．しかし，状態を改善するという視点は現在でも多くの臨床現場で有用なものであり，なおかつ漢方薬を正確に選択するために不可欠なものです．

> **臨床のヒント　証は変化する**
>
> 　証とは**そのときのその人の状態**を表現する概念です．人の状態がいつも変化しているのは当たり前であって，「○○さんの証は△△です」と決め付けることはできません．屈強な体格の人でも熱中症で脱水になれば「水が虚している」という状態（証）になります．やせて体力がなさそうにみえる人でも便秘になれば「食が実している」と判断されます．証とは**その人のベストコンディション（中庸と呼びます）と比較して今はどのような状態なのか**を把握するためのものであって，個別に固定的に用意されるものではありません．そうでなければ状態で治療をする意味自体が失われることはご理解いただけることでしょう．

3 東洋医学の治療概念

　模式図を使って説明します（図2-4）．身体の状態を推し量る座標軸を設定してみましょう．それぞれの軸は，既述の東洋医学における状態を表現する指標です．中央の●の部分はどちらにも偏っていない状態を指しています．ここを東洋医学では**中庸**と呼びます．**どちらにも偏っていない，ちょうどよい状態**ということです．

　しかし，さまざまな疾患に罹患すると，身体の状態はこの中庸からかけ離れたところに陥ってしまいます（例えば★）．

　漢方薬で治療をしようとする場合，★を●に近付けるために必要なベクト

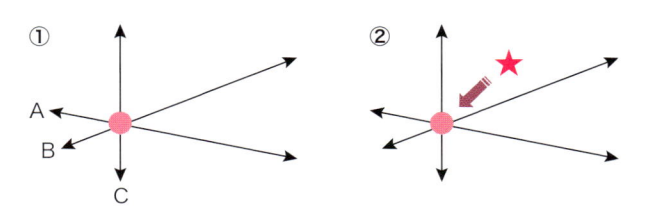

図2-4　中庸と処方のベクトルとの関係：
①中庸，②中庸から外れたときの対応

中庸とは個のベストコンディションを意味しますが，何かしらの原因によって中庸からかけ離れた位置に身体の状態がずれた場合には，好都合なベクトルをもつ処方を選択し中庸に戻すことを考えます．

ル（あるいはそれに最も近いベクトル）をもつ処方を選択します（➡）．第1章-4で解説したごとく，生薬の薬能の基本は自覚症状の改善ですので，症状の改善に合致し，しかも必要なベクトルと方向性がマッチした生薬の組み合わせを選択しようとするのが漢方薬を用いた治療ということです．

中庸の意味

　中庸とは，「偏りのないこと」を意味する言葉だ．論語のなかで孔子は「過不足なく偏りのない徳」を中庸と呼んだ．アリストテレスが倫理上の徳として尊重したメソテースという言葉の訳にも中庸という言葉があてられる．東洋医学における中庸とは「その個人にとっての偏りのない状態」という意味であろう．自然界を観察し続けることから成り立つ東洋医学は，偏りがさまざまな問題を起こすことを肌で感じたからこそ生まれた概念と推察される．

　これに比較し，西洋医学における中庸の意味とはどのようなものか．それはおそらく「大多数の人の平均的状態」を指していると考えられる．だから西洋医学では基準値，正常値は欠かせないし，数字は絶対的な意味をもつ．多くの場合診断の拠所となっている．

　だが，東洋医学には数字はほとんど登場しない．その理由は，中庸が他者との比較で捉えられるものではないからだ．あくまでも個のなかでの概念であり，だから基準値は必要とされない．「好調なときに比べて，今は偏りが生じて不調になっている」，だから中庸に戻そうというものである．つまり東洋医学では個の事情は保証されていて，「基準値から外れているから治療対象です」ということにはならない．それでは，例えば糖尿病の患者でその保証を行ったらどうなるか．調子がよいのだから高血糖は許す，ということになり治療は成立しない．血圧にせよ何にせよ，同様のことが起こる．個の保証とは基本的に個の生命力を基盤にするものであって，いかなるときにも利益を与えるものとは限らない．まして，オーダーメイドなどという耳ざわりのよい言葉にすりかえることは誤りであろう．

　中庸の意味の違いは東洋医学，西洋医学双方の根源的相違を物語っている．漢方薬を西洋薬の一部として扱おうとする行為の限界も教えてくれる．さらに，東西医学の融合という言葉に疑問を抱く根拠ともなる．

4 状態が診断にあたるということ

　このように，東洋医学の治療は疾患名ではなく，あくまでもその結果として陥った状態を基に組み立てられていきます．

　p.41で例に挙げたアトピー性皮膚炎で考えてみましょう．**表熱に傾いている→表の熱を冷やす処方を選択する**，という考えの基に越婢加朮湯（適応は表熱）という処方を選択したとします．この選択には根拠があり，正しい治療方針といえます（「表熱だから」が根拠であり，「アトピー性皮膚炎だから」は既述のように不正解となる可能性があることについては説明済み）．

　さて，次に痛風発作を起こしている患者を診察したとしましょう．これに対し選択されるべき処方とは何か．痛風発作の状態はまさに表熱，だからこの患者に同じく越婢加朮湯を選択することは正しいといえます．

5 適応病名の謎

　ということは，越婢加朮湯という処方の適応が「アトピー性皮膚炎」であったり，「痛風発作」であったりすることになります．さて，これを西洋医学的にどのように解釈したらよいのでしょうか．さらに例を挙げれば混乱はひろがります．帯状疱疹による炎症で，皮膚が真っ赤になり水泡が認められる場合，先ほどの越婢加朮湯はよい適応となります（体表の余分な水と熱を去ることが越婢加朮湯の薬能）．するとさらに「帯状疱疹」まで応用症例に追加され，ますます西洋医学的には理解が困難になります．

　しかし，いずれも表熱という**状態が根拠**になっていると考えれば不思議なことではありません．越婢加朮湯の適応が表熱であり，疾患名で表現されるものではないことを理解していれば納得がいきます．また，同じ帯状疱疹でもすでに発赤や水泡が消失していれば適応でないことも理解できます．

　その他にも，いわゆる適応症の欄をみてみると，西洋医学的には何ら関連のない疾患が箇条書きになっているものがあります．どうやっても西洋医学

的には関連付けられない疾患でも，それらが引き起こす共通の状態を想像すれば，その意味がみえてきます．

病名と保険診療

　漢方薬が健康保険に収載されたのは昭和51年のこと．当時すでにわが国では国民皆保険制度が成立し，保険診療の現場では診療行為に対する保険料請求は病名で行われていた．西洋医学が治療の主体であるわけだから，その病名はすべてそれに従ったものであることは当然のことだ．そこに漢方薬が久々の復活を果たし，保険給付対象となった．しかし，もともと漢方薬は西洋医学の病名でその適応を表現することのできないものだ．制度がどうであれ，その事実は変わらない．しかし，制度全体を修正するような努力は払われず，漢方薬を使う根拠も病名で表現されることとなった．現在多くの医師，薬剤師が漢方薬の適応や病名の解釈に悩む理由の多くはここにある．

第2章 東洋医学の尺度

3 東洋医学に特有の概念

治療方針をたてるうえで気血水の概念が必要になる場合がある

1 気という概念とその異常

❖ 気という概念

　気とは簡単にいえば，生きていくための基本的な生命力，活力のことを指します．われわれの身体には気が存在し，そのエネルギーで生きていくということです．目にはみえず，手で触れることもできないものですが，「気力が充実して力がわく」，「気が抜けているからこんな失敗をする」などという表現は日常的になされます．そのような発想から理解すべき概念です．

❖ 気の異常

　その気が異常な状態になると，さまざまな異変として身体に表出すると考えます（図2-5）．

①気鬱

　気は本来身体のどの部分にも均等に存在しているものですが，それが局所に集まりすぎている状態を**気鬱**と表現します．鬱屈している場所では気が過剰になっているわけですが，過剰は実と表現されるので，気鬱を言い換えれば局所の気実ということになります．治療は，鬱屈した気を発散させる方法がとられます．気が鬱屈する場所は胸部，心下部，腹部で，それぞれに対応する生薬が異なります（p.115の図4-10参照）．また，東洋医学でいう気鬱は，西洋医学の鬱病と同義語ではないので注意が必要です．「気がふさぐ」という表現がありますが，それに近いイメージをもっていただければよろしいのではないでしょうか．「心配事で胸が詰まる」，「ストレスに曝されたら心下部が重くなった」，「嫌なことが重なって腹部膨満感がとれない」などとい

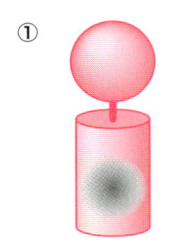

① 気鬱：気が鬱屈する場所は体幹（胸部，心下部，腹部）

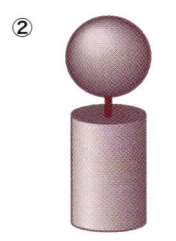

② 気虚：全身的に気が損なわれた状態

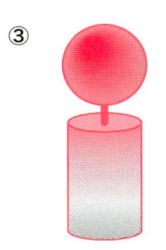

③ 気逆：気が逆上することにより頭部には気が充満し，足は気が不足する

図2-5　気の異常の3パターン
気の異常はこれら3つのパターンに分類することができます．しかし実際にはそれぞれが混在した症例も多く存在します．

う具合です．

②気虚
気虚(ききょ)とは，全身的，あるいは局所的に気が不足してしまっている状況を指します．気が不足すれば活力が衰え，また冷えの原因ともなります（身体の熱もエネルギーなので）．虚とは不足を現しているわけですので，対策としては**補気**(ほき)（気の補充）をすることになります．われわれが気を取り込む部位は消化器官です（第5章-2参照）．消化吸収を助ける働きをもつ生薬を用いて気の補充を図り，結果として気虚に対応するという方法がとられます．ですから，気虚と診断するうえでは，消化吸収がままならない状況にあることを確認することが必要になります．「かぜで下痢が続いたら身体がだるい」，「精神的なショックから食欲がなくなり，気力がわかない」などはよくあることです．

③気逆
気逆(きぎゃく)とは，下から上に向かって一方的に気が上衝（逆上）している状態を指します．わかりやすくいえば，ヒステリックな状態をいっているわけです．精神的要因や更年期障害などを原因として起こる現象です．気が上衝すれば足元の気は減り，頭は気が充満することになります．気が充満したところは熱をもち，逆に不足すれば冷えがもたらされるので，結果的に冷えのぼせと

いう状態に陥ります．「更年期障害で上半身はのぼせて汗が出るが，足元は冷える」という現象はまま遭遇する症状です．

> **臨床のヒント　気と寒熱**
>
> 　気はエネルギーを意味しています．われわれの体温もそれによって維持されているわけですが，もし気が過剰（実）になればそこは熱くなり，逆に不足（虚）すれば冷えることになります．気鬱は局所の気の過剰ですので，鬱屈している場所は熱くなり，対応する生薬は柴胡，黄連，黄芩，大黄などの冷やす作用をもつものとなります．
>
> 　気虚では，冷えに傾くことはご理解いただけるでしょう．よく「冷え症」と呼ばれるものがありますが，その原因の1つにこの気虚もあります（おおよそ4つの原因が挙げられます．p.53「**冷えの原因には4つある**」参照）．もし気虚が原因の冷え症なのであれば，いくら身体を温める生薬を用いても改善は見込めません．気の補充をしてくれる生薬を選択することが正解になります．
>
> 　気逆の典型に更年期障害における hot flush があります．いわゆる「冷えのぼせ」というものですが，上半身がのぼせ（熱），足が冷える（寒）現象も気の上衝から説明されます．

古代人がイメージした「気」　*Column*

　古代ギリシャには，pneuma あるいは psyche という言葉がある．ともに「息」を語源とし，身体を動かす原動力とされた．これを起点とし，アリストテレス，ヒポクラテスそしてガレノスという流れが生み出したのが動物精気という概念で，ヨーロッパにおいて17世紀まで思想，医学の中心を担った．表現に相違点はあるものの，全体としてみれば，おおむね東洋医学にいう気の概念に近似しているといえよう．世界のどこでも，自然や人体の観察から得られる仮説には共通点が多いが，気という考え方もその1つだ．現在では古代人のイメージした気の働きは電気信号による情報伝達ではないかと説明される．その解明は，生命現象の仕組みを探るうえでとても有効な発見だが，その働きの中心である電気にも「気」という文字が使われているのは古代からの流れを受け継いでいるという証なのであろうか．

2 血という概念とその異常

❖ 血という概念

　これは，血および血によりもたらされる栄養分のことを指します．古代の人々も，われわれの生命維持に血液が相応の働きを担っていることを実感していたことでしょう．むろん，血液疾患などという概念などあるわけもなく，**肉眼的に察知できた範疇から考え出されたもの**であることを踏まえる必要があります．

❖ 血の異常

①瘀血

　瘀血とは，血の鬱滞，すなわち鬱血のことを指します（図2-6）．当時の状況を勘案すれば，おそらくは打撲などによる鬱血を指したものと想像されます．対応には，鬱滞した血を散らす散性の生薬が用いられます（駆瘀血薬とよばれます）．鬱血した局所では，血が過剰になっているわけですので，瘀血を言い換えれば局所での血実ということになります．

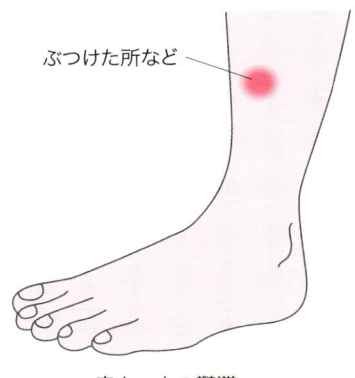

ぶつけた所など

手のささくれやあかぎれなど

瘀血＝血の鬱滞

血虚＝血流不足による組織の損傷

図2-6　血の異常の2パターン
瘀血も血虚も循環の悪化が原因です．
同一人物に両方の徴候が現れることはまれではありません．

②血虚

 血が十分に供給されなければ栄養不足に陥り，その局所においては組織の損傷が生じます（図2-6）．このような現象を**血虚**（けっきょ）と表現します．起こりやすいのは末梢が主で，あかぎれや爪の割れやすさ，皮膚のつやのなさや脱毛などから判断されます．また，婦人病における不正出血や不妊もここに分類されます（子宮に十分な栄養が行き渡らないための症状と考えます）．対策としては**補血**（ほけつ）の能力のある生薬（第5章-3参照）を用いることになります．

> **臨床のヒント　血の概念**
>
> 　血の異常に関しても，あくまでも古代人が考えた概念であることを前提とする必要があります．古代人は血算を確認して診断したわけではなく，あくまでも肉眼で得た情報から血の異常という考え方をつくりました．よって，瘀血を多血症，血虚を貧血などと受け取ることは誤りと言わざるをえません．血の分野以外でも同じことですが，東洋医学用語を安易に現代医学用語にすりかえてしまうと，薬能の拡大解釈や治療薬の誤用につながってしまいますので注意が必要です．

滞り

　東洋医学の原点は自然界の観察にある．ヒトが自然界の脅威におびえ，そのなかで生きていくために周囲を注意深く観察することから始まった．そのなかの1つに滞りというとらえ方がある．川の水も滞れば濁り，潤いを失う場所もできれば，逆にぬかるみが足の進みを妨げることもあったであろう．こうした観察，経験が積み重なり，われわれの身体でも滞りが不利益をもたらすと考えるように至ったと想像される．気も血も水も，適度に巡ることが正常と考える所以はそこにあるのではないだろうか．

3 水という概念とその異常

❖ 水という概念

これは，体内の水分を指しています．水がなければ生存できないことは古代人も十分に認識していたことでしょう．だから，われわれの身体にとって重要な要素であると考えたはずです．

❖ 水の異常

水の異常に関しては，さまざまな用語が用意されています．水の不足は燥，過剰は湿と表現され，逆の性質をもった生薬をあてることにより治療されます．しかし，東洋医学には**水毒**という独特の概念があります（図2-7）．水毒とは水の多寡を語るものではなく，**体内での水の偏り**を意味しています．高齢者によく見受ける上半身の乾きと下半身の浮腫などはそのよい例です．全身的に水が多い少ないということではなく，偏在を見て取ることによる診断です．これに対する対応は**利水**と呼ばれるもので，偏在を正そうというものです．ここでの注意は，**過剰な水を排泄するために行われる利尿と，東洋医学の利水とは異なる操作である**ということです．両者を混同しても，臨床で有益なことは少しもありません．

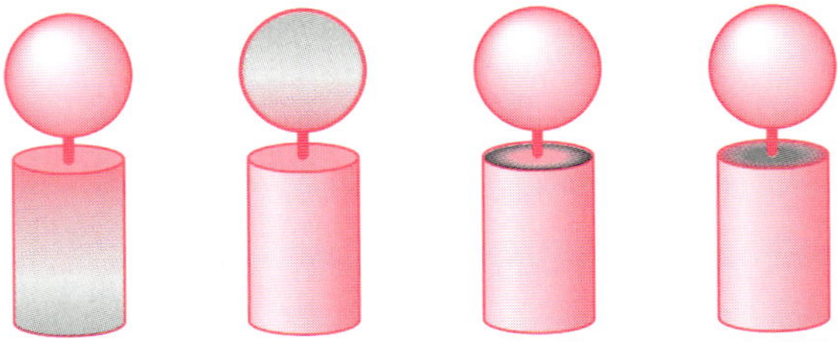

| 上が乾, 下が湿 | 上が湿, 下が乾 | 内が乾, 外が湿 | 内が湿, 外が乾 |

図2-7　さまざまな水毒のパターン

水毒とは水の偏在を意味する概念で，水の多寡を問題にしているわけではありません．この偏在を解消するための操作を利水と呼びます．

臨床のヒント　冷えの原因には4つある

　いわゆる冷え症と呼ばれるものには以下の4つのパターンがあり，それぞれ対応が異なります．

　1）**気虚**：熱の元である気が不足すれば全身的に冷えがもたらされるのは当然のこと．消化吸収が不調であることなどから察して気を補充する生薬や処方が用いられます（**第5章-2参照**）．

　2）**物理的な冷え**：単に寒いところで身体が冷えたといったようなケースです．対応は附子，乾姜などの熱薬で行います．

　3）**水毒**：水がたまったところには冷えが生じやすくなります．利水剤で水の偏在を軽減する処置がとられますが，基本は運動をして発汗させること．若い女性などに多い所見ですが，薬だけに頼った改善は奨められません．水をためやすい甘味の食事を減らし，運動を促すことが肝要です．

　4）**往来寒熱**：柴胡の項（**第4章-8参照**）で詳述しますが，1個の身体で寒と熱が分離してしまう現象を往来寒熱と表現します．「足は冷えるが頭は熱い」，「体表は冷えるが芯は熱い」，「冷えると訴えるが，触ってみると暖かい」などというのがよくあるパターンです．これは本当の冷え症ではないので，温める生薬などを投与しても一向に改善は見込めません．ちなみに往来寒熱を改善するには柴胡が必須ですが，柴胡は冷やす生薬です．適応を見極めるためには舌を観察し，赤味が強いことを確認します（**第3章-2-❷参照**）．本当に冷えているならば舌は青白くなりますが，往来寒熱の場合には逆に赤味が強いという所見が現れます．

東洋医学の尺度の多様さ

　東洋医学は非常に長い年月をかけ，とても広い地域において育まれた経験を元にした医学だ．そこにかかわった人の数は計り知れず，また現在と違い通信技術もないに等しい時代であったのだからそこに統一性が生まれにくいことは容易に想像できる．それぞれの地域で，それぞれの概念が生み出され，目の前の問題に対処していた．ゆえに尺度も理論も，数多く存在することは当然のことと理解される．

　そのような事情を踏まえたうえで，今，われわれはその東洋医学の尺度をどのようにとらえたらよいのか．それは扱う疾患や病態ごとに説明しやすい尺度を用い，何か1つの尺度に固執しないことが肝要と考えられる．「かぜを扱う際には表裏寒熱を使い，婦人病の場合には気血水を用いる」といった具合だ．必ず1つの尺度でどのようなものにも対応できるという考え方は現実的ではない．それは東洋医学が経験医学であることから考えれば自明であろう．

第3章

診療の手順

漢方薬は複数の生薬を混合して得られる約束処方です．このためその運用に際しては単離成分を用いる場合とは異なった方法論が必要になります．また，西洋医学のように診断のための機器というものは存在せず，診察の仕方にもいくつか特徴的なものがあります．東洋医学の診断をし，薬剤を選択するために必要な手順として具体的な方法を知ることが重要です．

第3章 診療の手順

1 診察

方法だけではなく意味を理解することが重要

1 診察のとらえかた

　東洋医学の診察方法には，西洋医学のそれと異なるものがあります．診断の概念が異なるのですから，それは無理からぬことです．しかし，東洋医学の診察方法を特殊なもの，難しいもの，数字にできないものとして捉えるだけでは意味がありません．あくまでも診察は診断をするためのものであり，そしてその診断とは東洋医学の診断であるということを銘記すべきです．診察をすることに意味があるわけではなく，その結果として診断し治療することが最終目的であるわけですので，なぜ当該の診察を行うのかを理解しなければ何にもなりません．

2 診察の方法と種類

　東洋医学の診察方法は**四診**（ししん）と呼ばれ，以下の4種類の方法がとられます．

❖ 望診

　患者を望む，目で見ることを指します．顔色，舌の性状，診察室での挙動，局所の色調などを観察することを言います．

❖ 聞診

　患者から発せられる音を聞くこと，あるいは臭いを嗅ぐことを指します．聴診器も使わない診察ですが，湿った咳，乾いた咳などは術者の耳で聞きとるということです．

❖ 問診

　これは通常行われているものと同様です．現在の状況を把握したり，そもそも症状がどのようなものであるかを知るために必須であることは言うまでもありません．

　しかし，西洋医学のそれよりも詳しく聞く必要が生ずる場合があります．その理由は漢方薬が複合剤だからです．複合剤を用いるということはすなわち，そこに配合されている各成分が有利に働くか不利であるのかを確認する必要が生じるということです．これは西洋薬の複合剤を用いるときにも同じことが言えるので，ご理解いただけることでしょう．

❖ 切診

　患者の身体に触れて行う診察のことを指します．局所に熱感があるか，浮腫はないかなど，西洋医学でも行われるものもあり，決して特殊なものではありません．脈を診る脈診，腹部を診る腹診と呼ばれるものもあります．西洋医学でも行われる診察手技ですが，東洋医学に独特で重要視される所見というものがあります（3章-2-**3**参照）．

3 診察の順番

　以上，4種類の診察方法があるわけですが，重要なポイントとして上記の順番は**診察の順番**も示しているという点があります．すなわち，**望→聞→問→切の順番を守ることが重要**だということです．通常，望→聞→問まではほぼ同時に行われるものなので問題はないのでしょうが，望診もせずにいきなり切診をするべきではない，などという診察をする側に対する警鐘の意味も含みます．これは西洋医学の診察にも通ずることでしょう．患者の顔も見ずに検査結果だけを眺めていても，信頼関係が構築できるとは言い難いのではないでしょうか．

4 所見採択の優先順位

　診察の仕方によって得られる情報の間に矛盾する結果があったらどうすればよいのか．西洋医学の診療においても，顔面蒼白な患者を見て貧血を疑い血算を実施したが，結果は正常であったといったようなことはまま起こりえます．貧血という概念は赤血球数の低下やヘモグロビン値の低下と定義されているわけなので，当然肉眼的所見よりも血算の結果が優先され，貧血ではないと結論付けされます．しかし，数字も用いず画像診断もない東洋医学の場合，このような状況にどのように対応すればよいのでしょうか．それは基本的に**優先すべき順番は診察方法の順番と同様**に考えれば間違いありません．その理由は，漢方薬が生まれ育まれた歴史を考えれば自ずと理解されるはずです．漢方治療では何より，患者の症状が優先されます．

例：かぜをひいている患者に悪寒，発熱が認められる．

↓

悪寒に対する診断は「寒」，発熱に対する診断は「熱」．

↓

「寒」に対しては温める治療が適応，「熱」に対しては冷やす治療が適応（つまり逆の操作）．

↓

悪寒は問診で明らかとなり，発熱は切診で明らかとなる．

↓

このように異なる所見が生じた場合には，優先順位（望聞問切の順番）の高い問診の結果を採択し，「寒」と診断して温める治療薬を選択する．

漢方治療はオーダーメイド治療？

　漢方治療を評してオーダーメイド治療とする向きがある．その理由とはいったい何なのか？漢方薬は生薬を用いた約束処方なのであって，オーダーメイドとは程遠いレディーメイドな薬剤である．「問診を詳しく行って，各症例に的確な処方を選ぶから」がその理由なのであろうか．的確な対処をするために必要な問診をするのは当たり前のことであって，そのような面で西洋医学との間に違いなどあろうはずもない．また，西洋医学に比べて問診を詳しく行うようにみえる理由は薬剤自体が複合剤だからなのであって，それ以外に理由などはない．つまり，漢方薬を使うこと自体をオーダーメイドな治療とすることはできない．それでは何がオーダーメイドなのか．その理由はあくまでも中庸の基準を個に置くこと以外にはないはずだ．イメージだけから物事を語ることは正確さを欠く原因になりかねない．漢方薬も薬剤である限り，その性質や適応を正確に知ることが求められるのは当然のことであろう．

第3章 診療の手順

2 診察と薬剤との関係

複合剤を選ぶために必要な工程と診察

1 約束処方を選ぶ工程

　繰り返し述べてきたように，漢方薬は生薬を用いた複合剤です．したがって，単体を成分として扱うことの多い西洋薬とは扱いが異なります．よって診察を行った結果，処方を選択する際の作業工程が西洋薬を用いる場合と漢方薬を用いる場合とでは異なります．

　西洋薬を用いた治療の作業工程では，検査データや診察の結果から必要な薬剤（単体）を選択し，複数が必要な場合には，それらを加算して用いるという方法がとられます．

> 例：糖尿病，高血圧，高脂血症の症例．
> 　スルフォニルウレア＋Ca拮抗薬＋スタチン系薬の組み合わせが最適と判断されれば処方．

　しかし，漢方薬は約束処方ですので，そこに配合される生薬はすでに規定されています．ですから，西洋医学における手法をそのまま用いて処方を選択しようとしても困難な結果となりますし，正確に処方を選択することはほとんど不可能なのです．

❖例：月経痛

　例として月経痛の症例を取り上げましょう．月経痛を下腹部痛と考えれば，下腹部痛に適応のある生薬を用いることになります．代表的なものとして桃仁（とうにん），牡丹皮（ぼたんぴ）というものがあります．前述のように漢方薬はすでに生薬がセットされた約束処方ですので，「桃仁や牡丹皮が配合された処方」のなかから，

最適なものを選択するというのが漢方治療の筋道になります．

一般的によく用いられる処方に以下のものがあります．

桂枝茯苓丸（けいしぶくりょうがん）：桃仁（とうにん），牡丹皮（ぼたんぴ），芍薬（しゃくやく），桂枝（けいし），茯苓（ぶくりょう）
［下腹部痛］［下腹部痛］［鎮痛鎮痙］［のぼせ］［めまい］

桃核承気湯（とうかくじょうきとう）：桃仁（とうにん），桂枝（けいし），大黄（だいおう），芒硝（ぼうしょう），甘草（かんぞう）
［下腹部痛］［のぼせ］［瀉下］［瀉下］［補気］

これら2つの処方のどちらかを選択するとして，そのために必要となる情報はどのようなものが考えられるでしょうか．まず目に付くのは桃核承気湯に大黄・芒硝という瀉下剤が配合されていることです．つまり，このどちらかの処方を患者に与える場合，「便秘の有無」を問うことが必要になるということです．

このとき重要なことは，月経痛と便秘には何ら関係がないということです．処方を選別したいから追加で便秘の有無という問診が必要になるということなのであって，「漢方診療では月経痛の患者が来たら必ず便秘の有無を尋ねる」ということではないのです．それでは漢方診療を理解したことにはなりません．あくまでも，**セットとなっている複合剤を用いるために必要な情報**を得ようとしているということなのです．

2 舌診

舌の状態を観察する手技を舌診（ぜっしん）と呼びます．さまざまな所見を得ることができますが，その基本は以下のようなものです．

❖ 全体の色

熱が過剰であれば赤味が強くなり，逆に**冷えに傾いていれば青白い所見**が得られます．冷やして治療するか，あるいは温める対応をするかの参考にし

ます．

> 例：下痢をしている症例で，問診からは寒熱の判断が付かない．
> ↓
> 舌の赤味が濃ければ熱と判断し清熱薬，赤味が薄ければ温熱薬の中から下痢に用いる処方を選択する．

❖ 湿潤度

通常の舌には適度な湿り気がありますが，身体が渇けば舌も乾燥傾向を示すことになります．**舌が乾いている場合には潤す生薬を選択することとなり，水を奪う治療（乾かす生薬を用いる治療）は禁忌**と考えます．

> 例：かぜで発熱している．
> ↓
> 舌が乾燥しているので麻黄湯のような発汗させる処方は禁忌．

❖ 舌苔の有無

基本的には**舌苔の付いてない状態は表裏の表に，付着している場合には裏にトラブルがある**ことを意味します．

その他にも舌診の所見にはさまざまなものがあります．しかし，まずは上記のような法則を理解することが先決です．また，処方を選択する際に必要とされる舌診所見は，**その処方に配合される生薬が規定**します．よって処方を構成する生薬と併せて理解することが肝要です．

3 脈診

脈診（みゃくしん）はある時代に非常に複雑なものになりました．その理由は，医師が行う診察のほぼすべてを脈診に頼るということが行われたためです（問診すら

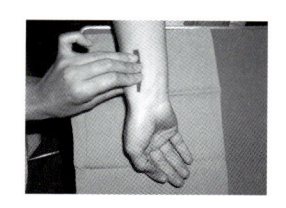

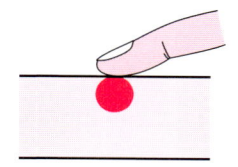

橈骨動脈を押すことなく触知すれば「浮脈」．「浮脈」は「表」の診断の根拠．

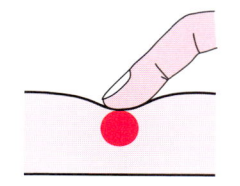

押し込まなければ，橈骨動脈を触知できないならば「沈脈」．「沈脈」は「裏」の診断の根拠．

図 3-1　脈の浮沈

されなかったという話も残っています）．しかし，現在ではその他のさまざまな情報が得られるため，そこまで複雑なものを理解しなければならないわけではありません．

　最も基本的な脈診の技術に**浮沈**（ふちん）というものがあります．脈が浮いているか沈んでいるかというものです（図3-1）．

　基本的に脈診は**橈骨動脈**を触知することで行われます．橈骨動脈を圧迫することなく，術者の指が患者の皮膚に触れているだけで触れる脈が**浮脈**，逆に押し込まないと触れない脈が**沈脈**です．浮脈の場合には**表**に病邪があり，沈脈の場合には**裏**にそれがあると判断できます．つまり，脈の位置と現在トラブルが起こっている位置が一致するということです．かぜをひいている症例において，表と裏のどちらのステージであるのかを診断することは最も重要なポイントですが（p.94「かぜの考え方」参照），その際の判断に用いられ，重要な意味をもちますので会得する必要があります．

　その他にもさまざまな所見があります．しかし舌診同様，実際に処方を決めるために必要とされる脈の所見を規定するのはそこに配合されている生薬です．脈診の結果が処方を決めるのではありません．あくまでも，**適応や禁忌を察知するために行われる手技**であることをご理解ください．

> **臨床のヒント　腹診について**
>
> 「東洋医学の診察では腹診が重要である」と書かれた書物を目にすることがあります．しかし，第1章でご紹介した傷寒論には腹診についての記述はほとんどありません．歴史的にみれば，腹診は日本で発達した技術とされています．しかし，腹診の所見とされているものの多くはもともと自覚症状として記載されていたものです．例えば，柴胡（さいこ）という生薬を用いるときの必要条件として紹介される胸脇苦満（きょうきょうくまん）というものがあります．日本の漢方治療では胸脇苦満は腹診の所見とされますが，古来の書物には胸満，胸脇満などという表現も出てきて，「胸部から脇にかけての満ちるような不快感」として紹介されています．本書では第1章-4-❻「生薬のevidence」の項でも触れたように，古来から普遍的に用いられている薬能を紹介しています．したがって柴胡を用いる際の必要条件を腹診に求めることはしません（第4章-8参照）．

東洋医学と西洋医学の診断のずれが生むもの

　東洋医学は，成り立ちも論理の構成も西洋医学とは異なる．したがって，それぞれの診断は概念もそのもの自体も同様であるはずがない．別のものであるという認識があればよいが，もしそうでなければ診断のずれはさまざまな誤解の元となる．そのなかでも特に注意が必要なものとして「どんな病態に対しても，何かしらの漢方薬が適応になる」という考え方が挙げられよう．

　西洋医学的に難治な病態があったとする．その診断に近いものとして東洋医学の診断を用意し，その治療薬が有効と仮定してしまえば限りない拡大解釈が可能となるが，むろんそれは誤りである．漢方薬で治るのは，漢方薬が治せるものだけであることは言うまでもない．西洋医学で治せないものも漢方薬なら治る，などというものも論拠のないものであることは当然のことだ．

　漢方治療は帰納的方法でその科学性を担保しようとしてきた．それ自体に誤りがあるとは思えない．しかし，西洋医学と東洋医学を混同する姿勢は非科学的と言えよう．読者諸氏はどのようにお考えになられるであろうか．

4 診察の手順

❖ 自覚症状の確認

　すべての生薬には，何かしらの自覚症状に対する主治（適応）が用意されています．まずは自覚症状に合致した主治をもつ生薬の候補を挙げます．

❖ 必要な所見の確認

　次に，それら候補に挙がった生薬のなかで，何を選択すべきかを決定するために診察を行います．この際，それぞれの生薬には使用に際し必要とされる所見が決められているので，それを確認していくわけです．

●例：主訴が嘔気，嘔吐である場合

嘔気嘔吐に対して用いられる生薬，あるいは生薬の組み合わせとしては

> ⓐ 半夏（はんげ）＋生姜（しょうきょう）（あるいは乾姜（かんきょう））
> ⓑ 利水剤

の2通りが考えられます．ⓐには「口渇がない」という条件があり，ⓑには「口渇がある」という条件があります（詳しくは**第4章p.106，p.109**参照）．したがって，嘔気，嘔吐を訴える症例に遭遇した場合には，「口渇はありますか」という問診が必須となり，その結果で用いる生薬，処方を選別していくわけです．

❖ 最適な処方の選別

　ここで「口渇がない」という結果であったとします．そうすると半夏＋生姜（あるいは乾姜）という組み合わせを用いることが決定したことになります．この際，いわゆる原因疾患（病名）に決定が左右されることはありません．

　この組み合わせをもつ頻用処方（健康保険に適応をもつエキス剤として）には次のものがあります．

小半夏加茯苓湯（しょうはんげかぶくりょうとう）：半夏（はんげ），生姜（しょうきょう），茯苓
- 嘔気嘔吐 / 嘔気嘔吐 / めまい

半夏厚朴湯（はんげこうぼくとう）：半夏，生姜，茯苓，紫蘇葉（しそよう），厚朴（こうぼく）
- 嘔気嘔吐 / 嘔気嘔吐 / めまい / 気鬱 / 気鬱
- （半夏，生姜，茯苓部分＝小半夏加茯苓湯）

半夏瀉心湯（はんげしゃしんとう）：半夏，乾姜（かんきょう），黄連（おうれん），黄芩（おうごん），人参（にんじん），大棗（たいそう），甘草
- 嘔気嘔吐 / 嘔気嘔吐 / 下痢 / 下痢 / 心下痞 / 補脾 / 補脾

　いずれも半夏＋生姜（あるいは乾姜）のセットをもっているので，この症例には適応があることになります．それではどれが最適なのでしょうか．それは半夏，生姜（あるいは乾姜）以外に配合されている生薬が決めるのです．

　半夏厚朴湯には，小半夏加茯苓湯に紫蘇葉，厚朴の二味（生薬を数える単位は何味という）が加えられています．紫蘇葉，厚朴はいわゆる気鬱になっている症例に適応をもつので，「嘔気，嘔吐はあるが，気鬱もある」症例に適しているということになります．例えば，妊娠悪阻症例でマタニティーブルーになっている場合などです．

　半夏瀉心湯には黄連，黄芩という配合がなされています．黄連，黄芩の主治には下痢というものがあります（詳細は**第4章-9**参照）．すなわち，嘔気，嘔吐に加え，下痢も認められるような場合，多くは感染性胃腸炎のような病態に適応となるということです．

　以上のように，漢方診療には一連の流れがあります．はじめに何を候補に挙げるか，そしてどれを選択するか，選択に必要な所見は何か，それが配合された処方のなかで最適なものはどれか．そのいずれにも答えを出すのが各生薬の特徴ということです．ですから，漢方薬を用いようとするならば，**主要な生薬の主治（適応）や特徴を知る**ことが必要となります．逆にいえば，それを知らなければ，いくら適応病名を調べたところでその理由を理解する

ことはできません．また，**どの診察が必要になるかも使おうとする生薬次第**です．無関係な診察をしても結論到達の役に立たないことは言うまでもありません．

自然は優しい？

　漢方薬を選択しようとするときに「自然だから良い」とか「身体に優しい」などという理由が挙げられるように思う．確かに，漢方薬を構成している生薬は自然界由来のものだけであるので，化学物質を用いるより自然であることは確かだ．しかし「自然は優しい」という表現は本当だろうか．千年に一度といわれる地震，津波は人の思いとは無関係に，手加減なく襲い掛かった．食物連鎖をはじめとして，自然界のルールは淘汰が基本になっている．弱いものは滅び，生きる力のあるものだけが生き延びる．それがあまねく自然界を被っている約束事だ．自然は人にだけは優しいなどというのは心得違いであろう．漢方薬は確かに自然の生薬を用いているのだからそれは自然な治療ではある．しかし裏を返せば自然界のルールを超えない，ある意味厳しい治療とも言える．イメージだけで薬剤を評することは許されない．甘言はときに無責任につながることを認識すべきだ．

診療の流れ

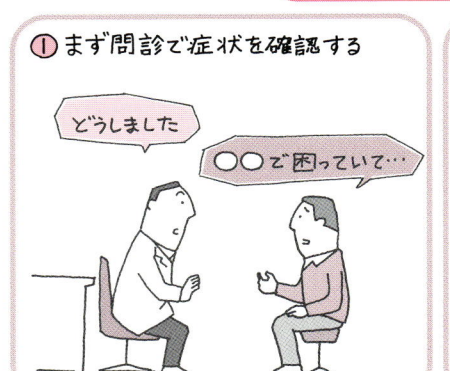

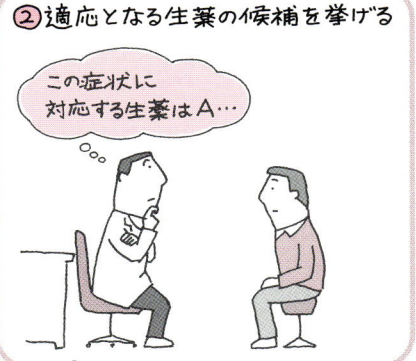

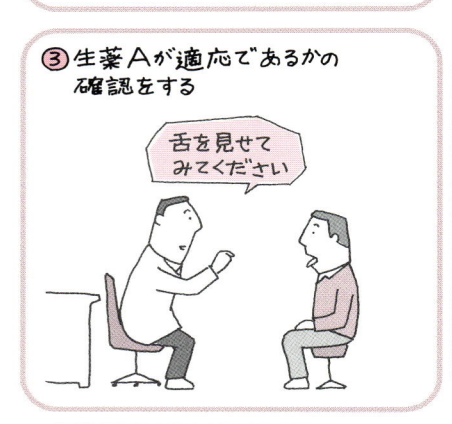

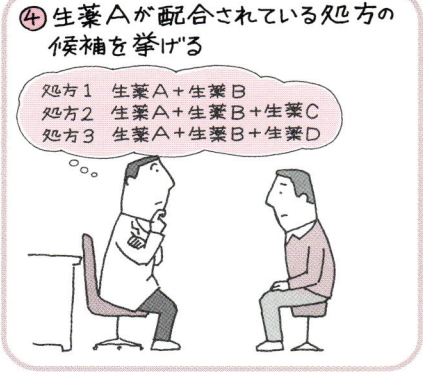

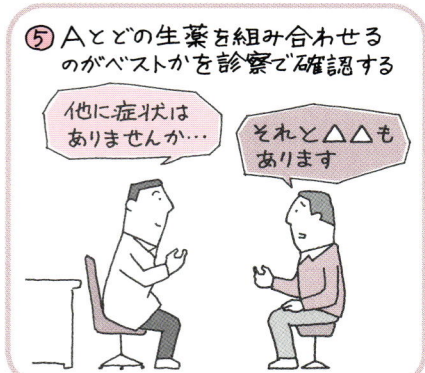

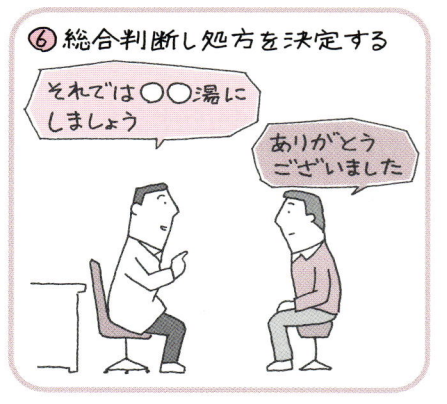

① まず問診で症状を確認する
- どうしました
- ○○で困っていて…

② 適応となる生薬の候補を挙げる
- この症状に対応する生薬はA…

③ 生薬Aが適応であるかの確認をする
- 舌を見せてみてください

④ 生薬Aが配合されている処方の候補を挙げる
- 処方1　生薬A＋生薬B
- 処方2　生薬A＋生薬B＋生薬C
- 処方3　生薬A＋生薬B＋生薬D

⑤ Aとどの生薬を組み合わせるのがベストかを診察で確認する
- 他に症状はありませんか…
- それと△△もあります

⑥ 総合判断し処方を決定する
- それでは○○湯にしましょう
- ありがとうございました

第4章

主要な生薬と処方

漢方薬の理解のすべては配合されている生薬の働き，性質を知ることから始まります．個々の生薬には配合される目的があり，組み合わせることにも意味があるからです．また，生薬には複数の主治が用意されていることがあります．処方によって期待される働きに差異が生じることになりますが，これも漢方薬の特徴であり，さまざまな用い方を可能にする所以でもあります．

第4章 主要な生薬と処方

1 甘草

頻用されるからこそ正確な主治の把握が必要

生薬DATA

かんぞう
甘草

主治 ①体液の不足　②咽痛　③不安感

マメ科カンゾウの根および走茎
薬性：潤
守備範囲：裏

　甘草は多くの処方に配合される生薬です．実に傷寒論の70方に配合され，最も頻用される生薬です．その配合理由はさまざまですが，体液不足に対して用いられるものが第一義的な効能であり重要です．

1 体液不足を補うことが目的である処方

しゃくやくかんぞうとう 芍薬甘草湯

構成生薬 芍薬，甘草　　[⊕ 傷寒論]

適応 脚のつり，筋痙攣

ポイント 鎮痛，鎮痙に用いられる芍薬に甘草を組み合わせた意味合いは，**体液の喪失**に対応するためと考えられます．運動や発熱などにより発汗すると，その後に筋肉の痙攣を認める場合がありますが，そのようなときに用いられるよう配合がなされています．透析の除水中に発生する**筋肉のつり**に用いられるのも同様の理由です．一般的に構成生薬の少ない処方には即効性がありますが，芍薬甘草湯も同様です．**症状が出現したら服用**（つまり頓服での使用）するよう指導します．むろん，漫然と用いれば甘草による水の過剰（西洋医学的には高アルドステロン症）が浮腫を呼ぶことは言うまでもありません．

症例へのアプローチ：筋肉のつり

[考え方] 季節の変わり目などに多く訴えを聞きます．高齢者では寝ている間に身体が乾き，明け方になると足や手などの筋肉につりが発生しやすくなります．このような場合には就寝前に**芍薬甘草湯**を一方内服してから休むと症状が緩和されます．また，枕元にも用意しておいて，いざとなれば内服してもらいます．

[必須となる身体所見] 特になし

大黄甘草湯（だいおうかんぞうとう）

[構成生薬] 大黄，甘草　　［出 金匱要略］

[適応] 便秘，嘔吐

[ポイント] 食中毒などで下痢や嘔吐が出現した際，腹中の要因を大黄で下し，下痢嘔吐によって喪失した体液を甘草で補うために複合されました．古代において汗・吐・下（発汗，嘔吐，下痢）は体液を喪失する代表的病態であったわけですが，そのいずれに対しても甘草で対応しています．しかし，現代ではそのような状況においては補液や吸収されやすい飲料が用意されることでしょう．よって，この処方は**便秘**に用いられるか，あるいは何かしらの処方に**大黄を加味（生薬のトッピング）する**場合に用いられることがほとんどであろうと思われます．

調胃承気湯（ちょういじょうきとう）

[構成生薬] 大黄，芒硝，甘草　　［出 傷寒論］

[適応] 便秘，腹部膨満

[ポイント] 前述の**大黄甘草湯に芒硝を加味**した処方です．大黄と同じく排便を促す芒硝ですが，燥性である大黄とは異なり，潤性である芒硝を加えることにより，**便が乾いて出にくい場合**に対応しています（第4章-14参照）．ここでも甘草は体液の不足に対して配合されています．

2 咽痛を治すことが目的である処方

桔梗湯 (ききょうとう)

構成生薬 桔梗, 甘草　　[出 傷寒論]

適　応 咽頭痛

ポイント 甘草自体に咽痛を軽減する効果があるわけですが，それだけで不十分な場合には**排膿にはたらく桔梗**を加えよ，ということで考案された処方です．いわゆる**扁桃腺炎**などの病態に広く適応となります．

3 安神が目的である処方

甘麦大棗湯 (かんばくたいそうとう)

構成生薬 甘草, 小麦, 大棗　　[出 金匱要略]

適　応 **ヒステリー，神経症**

ポイント ここに配合される生薬はいずれも甘いものですが，それらには**安神（精神安定）作用**をもつという共通性があります．これらを併用することにより，より強力に不安感を除き精神の安定を得ようとする処方です．適応症（**夜鳴き，ひきつけ**）からは子供用の処方のように受け取られがちですが，大人にも同様の効果があり，**不眠の軽減**などの効果が期待されます．

臨床のヒント　生薬を味で分類する方法

生薬を味で分類する方法があります．同種の味のものには何かしらの共通点があり，知っていれば臨床の場でも役に立つことがあります．主なものには以下のようなものがあります．

　甘味の生薬：体液不足を補う作用，安神作用〜甘草，大棗，酸棗仁，小麦，膠飴など．

辛味の生薬：温熱作用～附子，乾姜，細辛，山椒など．
苦味の生薬：清熱（冷やす）作用～黄連，黄芩など．

　この法則は生薬だけに限るものではありません．日常的に摂取する食品にもあてはまるものなので，「身体が冷えたときには辛いものを食べましょう」などという指導にも役立てることができます．また，日常生活と病態の関連を考えるうえでも有用です．現代社会では，甘い食品の過剰摂取が原因と考えられる病態が多々存在します．その1例に冷えがあります．甘いものが過剰になれば体液不足を補う作用が過ぎて身体に水がたまることになりますが，水がたまれば冷えが生じやすくなるのです．冷えの原因にはさまざまなものがありますが，食生活を原因とするこのような病態を呈すものには，まず甘味食品の摂取を減じる指導が大切であることはいうまでもありません．甘いものが手に入りやすくなったという事情もあるのでしょうが，ストレスに曝され安神を求めるがゆえの甘味の過剰摂取という現代生活の1つの側面も見て取れます．甘草の主治の第一義は脱水の補正ですが，加えて安神をもたらす生薬としての側面もあります．そのことを知ることは決して無駄なことではありません．漢方薬で冷え症の治療を行うのも結構ですが，薬剤を用いる前に病態を考察することも東洋医学の重要な役割です．

甘草の歴史　　　　　　　　　　　　　　　　　生薬よもやま話

　甘草は中国から中央アジア，さらにヨーロッパにまで分布する植物で，古来から広く活用されていました．インドでは4千年前の記録に薬用として用いられた記載があります．エジプトではファラオの時代にマイサスという飲料に甘草が使われたと記録されており，ツタンカーメン王の墓からも多くの甘草が発掘されています．ギリシャでは紀元前3千年頃，ギリシャ本草に記載され，アリストテレス時代の医学書にも紹介されています．アレキサンダー大王は砂漠遠征の兵糧として甘草を用いました．その目的は脱水予防に他なりません．現在でもフランス，ベルギー，エジプト等では軍隊の夏季飲料として用いられ，また製鉄所等の高熱環境労働者の疲労回復と渇きをとる目的でも用いられています．

第4章 主要な生薬と処方

2 桂枝

全身をカバーし，広い主治をもつ桂枝

生薬DATA

桂枝（けいし）

主治 ①表寒　②腹痛　③胃弱　④四肢痛　⑤気の異常

クスノキ科ニッケイの樹皮，枝皮
薬性：温，燥
守備範囲：ほぼ全身

　桂枝は主治の多様さ，守備範囲の広さから実にさまざまな用いられ方をする生薬です．多くの処方に配合され，また桂枝を用いた基本処方である桂枝湯はいくつもの処方の基本骨格となります．

1 表の寒を去ることが目的である処方

桂枝湯（けいしとう）

構成生薬 　桂枝，芍薬，生姜，大棗，甘草　　［⊕ 傷寒論］

適応 　表寒

ポイント 　桂枝の原料であるニッケイは食用（シナモン）にも用いられるので，口にされたことがあるはずです．薬用のニッケイは辛味が強く，**体表を温め，発汗作用を発揮**します．発汗を促すことを東洋医学では解表（げひょう）と表現します．かぜの初期など，**悪寒**がする場合に解表を行うと症状に改善が得られることが知られており，そのようなタイミングで用いられる代表的生薬が桂枝です．併用される芍薬は鎮痛，鎮痙を担当しますが，かぜの初期には節々が痛くなることを想像すれば配合理由は理解されます．また，生姜＋大棗＋甘草は1つのセットであり，いわゆる胃薬として配合されています（p.81，常套的組み合わせ②参照）．

◆解表に桂枝のみを用いるか，麻黄も併用するか

表の寒を去る生薬として，桂枝同様重要なものに麻黄があります．麻黄も桂枝と同じく解表の能力をもちますが，**強力に解表をしたい場合には桂枝と麻黄を併用**します．有名な**葛根湯は桂枝湯に麻黄と葛根をトッピング**した処方で，ゆえに桂枝湯よりも強い解表の能力をもつことになります．

[桂枝湯と葛根湯の関係]
桂枝湯：桂枝，芍薬，生姜，大棗，甘草
葛根湯：桂枝，芍薬，生姜，大棗，甘草，麻黄，葛根

2 腹痛を去ることが目的である処方

桂枝加芍薬湯（けいしかしゃくやくとう）

[構成生薬] 桂枝，芍薬，生姜，大棗，甘草　　[出 傷寒論]
[適応] 腹痛，しぶり腹
[ポイント] 桂枝湯と構成生薬は同じですが，**芍薬の配合量が1.5倍**になっています．つまり，桂枝加芍薬湯とは桂枝湯加芍薬ということです．もともと配合されている芍薬を増量する意図は鎮痛，鎮痙の能力を増すためであり，**桂枝湯を腹痛用に特化**させた処方と理解されます．ここでの桂枝は裏（すなわち腹部）を温める薬能を発揮していると考えられます．

◆桂枝加芍薬湯は建中湯類の基本骨格

桂枝加芍薬湯はさらに生薬を加味することで一群の処方を形成します．**建中湯類**と呼ばれるものです．詳しくは，第5章-1で解説します．

[建中湯のバリエーション]
桂枝加芍薬湯　　　：桂枝，芍薬，生姜，大棗，甘草
小建中湯　　　　　：桂枝，芍薬，生姜，大棗，甘草，膠飴
当帰建中湯　　　　：桂枝，芍薬，生姜，大棗，甘草，当帰
黄耆建中湯　　　　：桂枝，芍薬，生姜，大棗，甘草，膠飴，黄耆
桂枝加芍薬大黄湯　：桂枝，芍薬，生姜，大棗，甘草，大黄

3 胃弱を治すことが目的である処方

安中散 (あんちゅうさん)

構成生薬 桂枝，延胡索，牡蛎，茴香，縮砂，良姜，甘草　　[出 和剤局方]

適応 胃痛

ポイント 桂枝は，いわゆる健胃生薬として用いられる生薬でもあります（市販の胃薬にも多く配合されています）．安中散もその作用を期待した処方の1つですが，疼痛に用いられる延胡索などの作用もあり，**胃の痛みを軽減**する処方として用いることができます．

4 四肢の疼痛を去ることが目的である処方

桂枝加朮附湯 (けいしかじゅつぶとう)

構成生薬 桂枝湯 [桂枝，芍薬，生姜，大棗，甘草]，蒼朮，附子　　[出 吉益東洞経験方]

適応 四肢の疼痛

ポイント 桂枝湯に四肢の疼痛を軽減する蒼朮と附子を加味した処方です．もともと，桂枝には主に**冷えを原因とした四肢疼痛**を軽減する主治がありますが，そこに蒼朮と附子を加えることでより効果を得ようとする処方です．もちろん，桂枝湯が基本骨格になっていることは言うまでもありません．

5 気の異常を治すことが目的である処方

苓桂朮甘湯 (りょうけいじゅつかんとう)

構成生薬 桂枝，茯苓，蒼朮，甘草　　[出 傷寒論]

適応 めまい，のぼせ

ポイント めまい，のぼせといった症状を東洋医学では**気の上衝（気逆）**と捉えます．

原因としては，精神的要因や更年期障害，あるいは季節変動などが挙げられます．このような場合，のぼせを桂枝で減じ，めまい症状を茯苓で沈静化するという方法がとられます．経験的にめまい，のぼせという症状は同時に現れることが多いことから，この2つの生薬の組み合わせは常套的に行われます（次ページの**常套的組み合わせ①参照**）．

けいしぶくりょうがん　桂枝茯苓丸

構成生薬 桂枝，茯苓，桃仁，牡丹皮，芍薬　　［⊕ 金匱要略］

適応 気の上衝を伴う少腹痛

ポイント 苓桂朮甘湯と同様に，桂枝，茯苓の組み合わせを用いた処方です．そこに桃仁，牡丹皮という少腹痛（臍から下の腹痛）を主治する生薬，さらに腹痛を減じる芍薬を配合した処方です．少腹痛の1つに月経痛があります．この処方が**月経痛**や**のぼせ，hot flushを伴う更年期障害**に好んで用いられる理由はご理解いただけるでしょう．

とうかくじょうきとう　桃核承気湯

構成生薬 桂枝，大黄，芒硝，甘草，桃仁　　［⊕ 傷寒論］

適応 気の上衝，腹部の気鬱を伴う少腹痛，便秘

ポイント ここに配合される大黄，芒硝の組み合わせは，本来腹部の気鬱に対応したものです．承気湯とは「気を承る処方」という意味ですが，大黄，芒硝（時にどちらか一方）は単なる下剤としてだけではなく，腹部の気鬱を処理するためにも用いられることから（第4章-14参照），このような命名がなされています．そこに気逆によるのぼせを主治する桂枝，少腹痛を主治する桃仁を加えた処方です．**気鬱，気逆の両方が現れ，さらに少腹痛のある場合**に適応となります．しかし，実際には**月経痛と便秘**のある症例に用いても何ら支障はなく，比較的頻用される処方の1つです．

第4章　主要な生薬と処方

桂枝加竜骨牡蛎湯
けいしかりゅうこつぼれいとう

構成生薬 桂枝湯 [桂枝, 芍薬, 生姜, 大棗, 甘草], 竜骨, 牡蛎　　[⊞ 金匱要略]

適応 焦燥感を伴う気逆

ポイント ここでの桂枝も気逆による症状に対応すべく用いられています. 竜骨と牡蛎はともに焦燥感に対応するもので, そのような事情を背景に**気逆**に陥っている症例に適応となります. もちろん, 桂枝湯が基本になっている処方の1つです.

常套的 組み合わせ❶　桂枝＋茯苓

漢方薬には, 常套的な生薬の組み合わせというものが存在します.「よくあるケース」に対応するものということです. 桂枝＋茯苓もその代表的なもので, **めまい**と**のぼせ**という症状がセットで現れることが多いからこそ用意されているものです. この組み合わせを利用した処方には次のようなものがあります.

苓桂朮甘湯（りょうけいじゅつかんとう）：桂枝, 茯苓, 蒼朮, 甘草（p.76, 102参照）
桂枝茯苓丸（けいしぶくりょうがん）：桂枝, 茯苓, 桃仁, 牡丹皮, 芍薬（p.77, 135参照）
柴胡加竜骨牡蛎湯（さいこかりゅうこつぼれいとう）：柴胡, 黄芩, 人参, 半夏, 生姜, 大棗, 竜骨, 牡蛎, 桂枝, 茯苓（p.120参照）

それぞれ別の分野で用いられる処方として紹介されることが多いようですが, 同じ骨格を有しているものとして認識しておけば, 実際の臨床においてすばやく候補に挙げ, 鑑別をすることが容易になります.

第4章 主要な生薬と処方

3 麻黄

排水の決め手となる重要生薬

生薬DATA

麻黄（まおう）

主治 ①浮腫 ②喘鳴 ③疼痛

マオウ科マオウの地上茎
薬性：熱，燥
守備範囲：表

　麻黄の基本薬能は「水の排除」です．守備範囲が表であるため基本的には体表に水があまり，浮腫，喘鳴や疼痛が現れたときに用いられます．また，意図的に発汗を促す目的でも用いられます．麻黄は，目的によって組み合わされる生薬が異なることが1つの特徴として挙げられます（図4-1）．

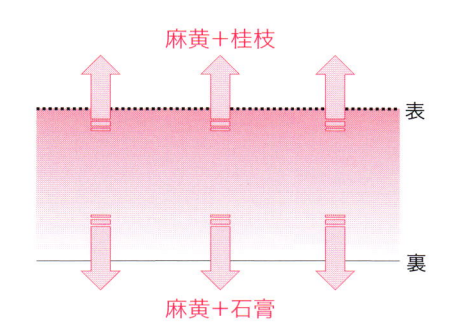

図4-1 組み合わせによる水排除の方向性

麻黄＋桂枝は発汗させることで体表の水を排出します．また，麻黄＋石膏は表の水を裏に引き込み，結果として尿として排出します．

1 桂枝との組み合わせ

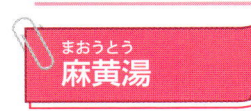

麻黄湯（まおうとう）

[構成生薬] 麻黄，桂枝，杏仁，甘草　［出 傷寒論］

| 適 応 | 表寒 |

| ポイント | 麻黄と桂枝にはいずれも**発汗**を促す作用があるため，強力に発汗を得ようとする場合には併用がなされます．桂枝湯の項（p.74）でもふれましたが，**表寒**という状態になっている場合には発汗すると症状が軽減されることが知られています．かぜをひいて表寒になっている場合などでは，身体自体も汗をかこうしますが，薬剤を用いてそれを誘導しようというものです．表寒という状態に陥る代表的な要因が**感染症**であることから，麻黄と桂枝の組み合わせが成立した処方は，しばしば**かぜ**や**インフルエンザ**に適応があると紹介されます．

麻黄と桂枝の組み合わせは体表を温めることにより**解表（発汗誘導）**をするわけなので，その適応は表寒です．「かぜやインフルエンザで悪寒，発熱のある場合には表寒という状態になっていることが多いから」ということで紹介されます．しかし，たとえかぜやインフルエンザにかかっていたとしても，**そのときの状態が表寒でなければ適応とはなりません**．また，かぜやインフルエンザでなく他の疾患が原因であっても，そのときの状態が表寒なら麻黄湯の適応となる可能性はあります．

かっこんとう 葛根湯

| 構成生薬 | 桂枝湯［桂枝，芍薬，生姜，大棗，甘草］，麻黄，葛根　　［⊕ 傷寒論］ |
| 適 応 | 表寒 |
| ポイント | 第4章-2で桂枝湯のアレンジとして紹介した処方です．桂枝湯自体，表寒の者を適応とする基本処方ですが，さらに麻黄が加えられることにより麻黄湯同様，**麻黄と桂枝の組み合わせが成立し強力な発汗作用**がもたらされます．その目的は麻黄湯と同様に**解表**です．それでは，麻黄湯と葛根湯とではどのような相違があるのでしょうか．それは麻黄，桂枝以外に配合されている生薬から読み取れます．

葛根は項の強ばりを主治し，芍薬は疼痛に対応しています．ま

た，桂枝湯に含まれる生姜＋大棗＋甘草の組み合わせはいわゆる胃薬であり，結果として葛根湯には**節々の痛みや項の凝りに対応し，多少胃の具合が悪くなっている症例でも使える**という特徴が生ずることになります．

> **常套的 組み合わせ❷　生姜＋大棗＋甘草**
>
> 　多くの処方で成立している組み合わせです．胃薬として用いられるもので，セットとして記憶されるとよろしいでしょう．胃薬の配合が必要となるのは胃の具合が悪くなっているか，胃にさわる生薬を配合する場合の併用のいずれかですが，それぞれの処方においてどちらの目的で配合されているかを考えることにより，処方全体の適応者を推察することもできます．この組み合わせを用いている処方をいくつか挙げてみましょう．
>
> 　桂枝湯　　：桂枝，芍薬，生姜，大棗，甘草
> 　葛根湯　　：桂枝，芍薬，生姜，大棗，甘草，麻黄，葛根
> 　小柴胡湯　：柴胡，黄芩，人参，半夏，生姜，大棗，甘草
> 　越婢加朮湯：麻黄，石膏，蒼朮，生姜，大棗，甘草
> 　防已黄耆湯：防已，黄耆，蒼朮，生姜，大棗，甘草
>
> 　このなかで「胃にさわる生薬を用いるためあらかじめ配合した」と理解されるものは葛根湯，越婢加朮湯（麻黄および石膏は胃にさわることが多い）です．桂枝湯も小柴胡湯も用いられるタイミングからして，胃が悪くなっているから配合するという意図を汲みとることができます．防已黄耆湯の場合，配合される防已，黄耆，蒼朮はいずれも胃を荒らす生薬ではないため，この処方自体が胃の悪い人向けにつくられていることが理解されます．防已，黄耆，蒼朮は浮腫を去る目的で用いられる生薬ですが，過食を原因とする肥満傾向の人向けにつくられた処方ではないことは生姜＋大棗＋甘草の組み合わせが配合されていることから明らかです．

葛根湯加川芎辛夷

構成生薬 葛根湯 [桂枝, 芍薬, 生姜, 大棗, 甘草, 麻黄, 葛根], 川芎, 辛夷
[⊕ 本朝経験方]

適応 表寒

ポイント 葛根湯に**頭痛**を主治する川芎, **鼻づまり**（鼻水ではない）を軽減する辛夷を配合した処方です. 当然のことながら適応者は葛根湯に準じます.

小青竜湯

構成生薬 麻黄, 桂枝, 五味子, 半夏, 乾姜, 細辛, 芍薬, 甘草　　[⊕ 傷寒論]

適応 表寒

ポイント 麻黄湯や葛根湯と同じく麻黄と桂枝の組み合わせをもち, かつ鼻水を抑える五味子, 咳や痰に対応する半夏, 細辛を含んでいます. **「表寒の状態だが, 鼻水や咳・痰といった症状もある」**症例で適応になるということです. アレルギー性鼻炎に紹介されることが多いようですが, その理由は鼻水が止まる五味子が配合されているということであって, 抗アレルギー作用があるということではありません（鼻, 気道以外のアレルギー症状には無効）.

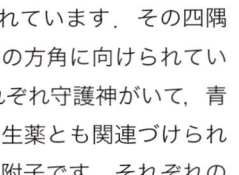

生薬よもやま話

小青竜湯の名の由来

相撲の土俵の上には屋根のようなものがつり下げられています. その四隅には青, 白, 赤, 黒の房が付けられており, 東西南北の方角に向けられています. 五行説（古代中国の思想）では東西南北にはそれぞれ守護神がいて, 青竜, 白虎, 朱雀, 玄武と呼ばれます. じつはこれらは生薬とも関連づけられます. 青竜は麻黄, 白虎は石膏, 朱雀は大棗, 玄武は附子です. それぞれの生薬の色が一致するようになっています. 小青竜湯はその名のとおり, 麻黄を含む処方というわけです.

臨床のヒント　構成生薬の数

　麻黄＋桂枝の組み合わせをもつ処方を4種紹介いたしました．さて，どのような印象をおもちでしょうか．麻黄湯には葛根も五味子も配合されていないため，それならばいろいろと生薬が配合されている処方のほうがより役に立ちそうだと思われる方もいらっしゃるでしょう．確かに，配合されていない生薬の働きを期待することはできないため，一見麻黄湯より葛根湯や小青竜湯のほうに分がありそうに感じます．それならば，麻黄湯には存在意義がないのか…？そうではありません．漢方処方には，「構成する生薬の品目が少なければ少ないほどシャープになる」という法則があります．つまり，「あれもこれも治したい」のか，「ピンポイントで早く治癒させたい」のか，目的によって使い分けることができるということです．状況によって，あえて構成生薬を絞ることで即効性を期待する必要もあることから，麻黄湯にも立派に存在意義はあるのです．なお，表寒に対して用いるいずれの処方においても，**多めの熱湯に溶かして空腹時に服用**することが薬能を引き出すために不可欠であることを付け加えておきます．

臨床のヒント　約束処方の使い方

　漢方薬は生薬を用いた約束処方です．配合される生薬にはそれぞれ目的というものがあります．前述の葛根湯加川芎辛夷を例にとって，その使い方を考えてみましょう．葛根湯の適応者に頭痛や鼻づまりがあるから川芎や辛夷が加味されるわけですが，それでは頭痛と鼻づまりの両方が認められなければこの処方が適応とはならないのでしょうか．答えは否です．両方あってももちろんよいのですが，どちらか一方でも問題はありません．このことはどの処方にもあてはまることです．すべての生薬がどんぴしゃりなどという症例はそれほど多いわけではありません．柔軟に考える必要があります．もし，いつもすべての生薬がぴったりでなければならないと考えれば，すべての組み合わせの約束処方を作っておかなければならないことになってしまいます．

症例へのアプローチ 花粉症対応のいろいろ

[考え方] 花粉症の鼻症状に対応する場合には，次のように考えを進めます．まず，**鼻水**なのか，**鼻づまり**なのか．原因は同じアレルギーでも漢方薬の場合には用いる生薬が異なるため，この点を確認する必要があります．鼻水には**五味子**，鼻づまりには**辛夷**を用いるのが基本です．

次に判断するのは**寒熱**です．冷やして治療する場合には**石膏**を，熱するならば**麻黄**を用います．

表4-1に候補となる処方を挙げました．**寒／鼻水**なら麻黄と五味子が配合された**小青竜湯**が候補に挙がります．この場合，もし麻黄の使用を避けたいような事情（動悸などの有害事象履歴があったり，妊婦の場合など）があるならば，小青竜湯から麻黄を抜いたようなかたちになっている**苓甘姜味辛夏仁湯**を選択します．逆に**熱／鼻水**の場合，石膏と五味子を併用した処方はありませんので，**越婢加朮湯**で鼻粘膜表面の水を押さえ込み，症状の軽減を図ります．**寒／鼻づまり**の場合には麻黄と辛夷が配合された**葛根湯加川芎辛夷**が，**熱／鼻づまり**なら石膏と辛夷が配合された**辛夷清肺湯**が候補となります．ただし，いずれの処方も花粉症のためにつくられたものではなく，あくまでも応用しているという点をご理解ください．例えば，辛夷清肺湯（石膏，知母，麦門冬，黄芩，山梔子，升麻，百合，辛夷，枇杷葉）には石膏，知母をはじめとする清熱薬と気道症状に対応した生薬が配合され，熱状を帯びた呼吸器症状に用いられるかたちになっています．その他の処方も決して花粉症に限って用いられるものではありません．**「花粉症にはこれ」といった記憶の仕方では漢方処方の利点を活用することはできません．**

[必須となる身体所見] 舌の色調による寒熱の判断

表4-1 花粉症の鼻症状に対応する処方

	寒	熱
鼻水	小青竜湯 麻黄，桂枝，五味子，半夏，乾姜，細辛，芍薬，甘草	越婢加朮湯 麻黄，石膏，蒼朮，生姜，大棗，甘草
鼻づまり	葛根湯加川芎辛夷 桂枝，芍薬，生姜，大棗，甘草，麻黄，葛根，川芎，辛夷	辛夷清肺湯 石膏，知母，麦門冬，黄芩，山梔子，升麻，百合，辛夷，枇杷葉

症例へのアプローチ　感染症における診断と治療の関係

[考え方] 「表寒」とは表であり寒であるという意味．したがって，その双方の証明をする必要があります．寒の診断は悪寒を自覚することでなされ，表の証明は「脈が浮である」ことでなされます（第3章 図3-1）．

「かぜの考え方」の項（p.94）で詳述しますが，基本的にかぜなどの感染症は**「表裏・寒熱」のスケールを用いて診断**をします．悪寒がある場合，すでに寒の証明はできています．あとは表裏を判定する必要があり，その判断を脈診で行います．浮脈であれば表の証拠となるため表寒と診断可能，浮脈でない場合には表寒とは診断できません．

表寒であるケースに絞って解説します．もし表寒であるならば，治療の基本戦略は**解表**と決まります．そして最適な処方の選別に入ります．**麻黄＋桂枝**の組み合わせをもつ処方群，あるいは**桂枝**のみを用いている処方のなかから最適と思われる処方を決めるため，必要な問診を追加していきます．項が凝るのか，頭痛や鼻づまりはどうか，鼻水や咳・痰があるのかどうか，あるいは大急ぎで治す必要がある状況かどうか．それらの情報から最適な処方を選択します．ただし，解表をするということは発汗をもたらすということですので，当然のことながら**脱水症例には禁忌**となります．それを回避するためには舌を確認することが必要です．

[必須となる身体所見] 悪寒あり，浮脈，舌が乾燥していないこと

2 石膏との組み合わせ

麻杏甘石湯（まきょうかんせきとう）

[構成生薬] 麻黄，石膏，杏仁，甘草　　［出 傷寒論］

[適 応] **表熱，浮腫**

[ポイント] 図4-1 にあるように，麻黄と石膏の組み合わせは体表に存在する水を裏へ排除し，最終的に尿として排泄をするために用いられます．よって，浮腫がよい適応となります．**気管支喘息**に適応をもちますが，その理由は，**気管の浮腫を軽減することで喘息症状を緩和**することに由来します．

石膏は清熱（冷やすこと）の代表的生薬でもあります．ですから麻杏甘石湯自体の適応は「**表熱**」となります．しかし，この処方を用いる際には，必ずしも体表に熱を証明する必要はありません（もちろんあっても適応となります）．なぜならば，石膏には2つの用い方があり（第4章-15参照），この麻杏甘石湯の場合には**水の排泄の方向性を決定するための配合**だからです．ちなみに，もう1つの石膏の使い方は脱水による強い口渇を軽減するというもので，白虎加人参湯（第4章-10参照）に応用されています．

　この処方は，既述の麻黄湯の桂枝を石膏に入れ替えたかたちになっています．麻黄は組み合わせる生薬によって特徴を際立たせる生薬で，麻黄湯と麻杏甘石湯の違いは水を排泄する方向性にあります．また，併用される杏仁にも大きな意味があります．麻黄は杏仁と組むことで浮腫や腫脹を軽減する作用を発揮します．つまり，麻黄湯にある麻黄，桂枝，杏仁の組み合わせは強力に発汗を促し，麻杏甘石湯の麻黄，石膏，杏仁の組み合わせは**裏に水を排除する力が強い**ことを意味します．さて，それでは両者に共通に配合されている甘草の役割とはどのようなものでしょうか．それは「強力に水を排除したときに起こりえるトラブルを避けるため」と理解されます．甘草の薬能の第一義が脱水の補正であることを考えれば，その配合の意味が理解されます．

越婢加朮湯（えっぴかじゅつとう）

構成生薬　麻黄，石膏，蒼朮，生姜，大棗，甘草　［出 金匱要略］

適応　**表熱，浮腫**

ポイント　麻黄と石膏の組み合わせに，さらに**利水**（体内の水の偏在を正すこと）の役割を果たす蒼朮を加えた処方です．前述の麻杏甘石湯では麻黄＋石膏に杏仁が配合されていましたが，それを1段階マイルドにしたものが麻黄＋石膏＋蒼朮とお考えください．そして，さらに生姜＋大棗＋甘草という胃薬がセットされているのがこの越婢加朮湯です．目的は麻杏甘石湯と同様，表にあまった水を排

泄することなのですが，杏仁を蒼朮に代え，さらに胃薬を配合する（麻黄も石膏も胃に負担がかかる）ことで**長期使用に耐えられる**かたちに仕上げられています．**ネフローゼ**や**腎炎**に適応をもつ理由は浮腫に対して長期的に用いることができるからであって，抗腎炎効果があるという意味ではありません．

症例へのアプローチ　特発性浮腫

[考え方] 中年女性に多いとされ，これといった原因がなく浮腫に陥る症例がこの診断にあたるということになっています．しかし，問診をしてみると甘味食品の摂取過剰が認められ，東洋医学的には当然の帰結と判断されるケースが多いことに気づきます．まずは**食生活の改善**を求めるのが第一ですが，それでもうまくいかない場合には，**麻黄＋石膏**の組み合わせで対応することになります．

[必須となる身体所見] 浮腫

防風通聖散（ぼうふうつうしょうさん）

[構成生薬] 麻黄，石膏，黄芩，山梔子，滑石（かっせき），防風（ぼうふう），桔梗，連翹（れんぎょう），刑芥（けいがい），薄荷（はっか），白朮，大黄，芒硝，川芎，当帰，芍薬，生姜，甘草　　［⊕ 宣明論］

[適　応] 水，熱，食の実（過剰）

[ポイント] 麻黄＋石膏の組み合わせで浮腫を去り，大黄，芒硝で腹中のものを下し，黄芩などの生薬でこもった熱を去るという処方です．つまり，**水も熱も食べものも実となっている**（過剰であることを実と表現します）人が適応ということです．痩身薬のように紹介されることがあるようですが，浮腫がとれて便秘が解消すれば一時的に体重が減ることは当たり前で，適応外の使用につながる拡大解釈には注意が必要です．

症例へのアプローチ 麻黄＋石膏の組み合わせ

①浮腫

浮腫を認める場合，目的は表の水を排除することにあるわけですので，麻黄＋石膏の組み合わせが適応となります．既述の処方のなかからいずれかを選択することとなりますが，そのために必要な追加の問診とはどのようなものか．配合生薬からお考えいただければ，自ずと答えは出るはずです．

②皮疹

アトピー性皮膚炎などによって皮膚に炎症と腫脹を認める場合，**麻黄＋石膏**の組み合わせを応用することが可能です．炎症部分には熱があるはずで，石膏の配合は水の排除（腫脹の軽減）に加え発赤の軽減という点からも好都合です．もちろん，関節リウマチや痛風発作を原因として発赤，腫脹が認められても同様に考え，処方を選択することができます．**越婢加朮湯**には「湿疹，リウマチ，ネフローゼ」という適応症が書かれていますが，**漢方薬の適応は原因疾患名ではなく，あくまでも状態で規定**されます．したがって，**適応症に書かれている疾患名のすべての症例で適応**となるわけではなく，あくまでも状態で適応を考えるべきであることはご理解いただけるでしょう．

3 薏苡仁との組み合わせ

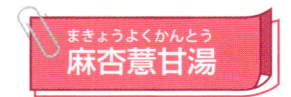

麻杏薏甘湯（まきょうよくかんとう）

構成生薬 麻黄，薏苡仁（よくいにん），杏仁，甘草　［⊕ 金匱要略］

適応 関節周囲の疼痛

ポイント もともと，薏苡仁（はと麦）は体表の余分な水を去る目的で用いられる生薬で，単味で滲湿液を伴う皮膚炎やにきび，水イボに用いられます．しかし，薏苡仁には麻黄と組むことで**関節周囲や腱の腫脹疼痛を軽減する**という特徴があります．その代表的な処方がこの麻杏薏甘湯です．ここでの杏仁の働きは，麻黄湯や麻杏甘石湯と同様，腫脹したものを引きしめるためのもので，処方全体の目的からしてその配合は必要と考えられます．

よくいにんとう
薏苡仁湯

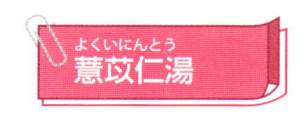

構成生薬 麻黄，薏苡仁，桂枝，当帰，芍薬，蒼朮，甘草　　　[出 明医指掌]

適応 関節周囲の疼痛

ポイント 前述の麻杏薏甘湯と同様の目的で用いられる処方です．麻杏薏甘湯との違いは，**桂枝**という温薬（温める作用をもつ生薬）を配合することで，**冷えに対する配慮**がよりなされているところにあります．

症例へのアプローチ　麻黄＋薏苡仁の組み合わせ

[考え方] **変形性関節症**や**関節リウマチ**などの疾患では，雨の日や梅雨時に関節周囲にも疼痛の現れることがしばしば観察されます．漢方薬で対応するのであれば，部位からいって麻黄＋薏苡仁の適応と考えられます．湿度の上昇とともに出現することの多い症状で，ともに燥性である麻黄，薏苡仁を組み合わせる理由が理解されます．

[必須となる身体所見] 特になし

4 熱薬として用いる処方

まおうぶしさいしんとう
麻黄附子細辛湯

構成生薬 麻黄，附子，細辛　　　[出 傷寒論]

適応 裏寒

ポイント 麻黄の守備範囲は表，薬性は熱です．すなわち，冷えた体表を温める目的で使用することが可能です．それでは，併用される附子，細辛の守備範囲はどこか．それは裏です．薬性は麻黄と同じ熱，つまり裏が冷えたときに用いる生薬であるということです．この場合の麻黄は桂枝や石膏と組むときのように排水を目的とするわけではなく，冷えをとることに配合理由があります．

　　　麻黄附子細辛湯の適応は裏寒，すなわち**悪寒があり沈脈**であるときに用いられる処方です．なぜ裏寒なのに表を温める麻黄が必

要なのか．その理由は，**裏寒の人は表も冷えてしまうので表と裏を同時に温める必要がある**からです．

症例へのアプローチ　裏寒の治療

[考え方] 裏寒と診断する場合には，表寒同様に悪寒の自覚が不可欠です．悪寒というkey wordがあり，さらに脈が沈んでいれば裏寒と診断することができます．裏寒に対して用いられる処方にもアレンジはありますが，実際の臨床では麻黄附子細辛湯のみを記憶していれば十分でしょう．即効性のある処方ですが，**湯に溶いて服用しなければその薬能は大幅に減じます**のでご注意ください．

[必須となる身体所見] 悪寒あり，沈脈

第4章 主要な生薬と処方

4 附子

使用条件のある強力な生薬

生薬DATA

附子（ぶし）

主治 ①寒　②疼痛

キンポウゲ科ハナトリカブトまたはオクトリカブトの塊根
薬性：熱，燥
守備範囲：四肢

　附子は，寒を去り疼痛を緩和するために用いられる生薬です．附子を含む約束処方の他にも，条件付きで附子を追加使用する指示のある処方が多くみられます．

麻黄附子細辛湯（まおうぶしさいしんとう）

構成生薬 麻黄，附子，細辛　　［⊕ 傷寒論］

適応 裏寒

ポイント 感染症などで**裏寒という状態**に陥った場合に適応となる処方です．裏寒の症例では**手先足先に強い冷え**を認める場合が多く，それを急速に改善するために附子が配合されます．

真武湯（しんぶとう）

構成生薬 茯苓，蒼朮，芍薬，生姜，附子　　［⊕ 傷寒論］

適応 裏寒の下痢，腹痛

ポイント 感染症後の不調や飲食，寝冷えなどにより，**腹部が冷えた結果もたらされる下痢，腹痛**に用いられます．茯苓，蒼朮が下痢に，芍薬は腹痛に，生姜は冷えと水の停滞に対応しています．附子は主として四肢の冷え，疼痛に用いられる生薬ですので，このような状況では四肢も冷えるから配合されると考えられます．

症例へのアプローチ　下痢のいろいろ

[考え方] 夏場などには冷たいものを食べすぎて下痢をするということはあるでしょう．また，クーラーをかけっぱなしにして寝てしまったときにも同じようなことが起こります．冷えた結果の症状と考え，**真武湯**を用います．このようなケース，必須な所見であるとは言えないものの，多くの症例では沈脈になっています．また，冷えが原因であることを確認するため（病歴だけからは断定できないこともある），**舌の色調**を確認します．冷えていれば赤味は薄くなります（青白くなるときもある）．もし逆に舌の色調が濃い赤味を呈していれば診断は裏熱となり，真武湯とは逆の性質をもつ処方が適応となります．

[必須となる身体所見] 舌の赤味が薄いこと

けいしかじゅつぶとう　桂枝加朮附湯

[構成生薬] 桂枝湯［桂枝，芍薬，生姜，大棗，甘草］，蒼朮，附子　　［⊕ 本朝経験方］

[適応] 四肢の疼痛，冷え

[ポイント] 桂枝湯に四肢の疼痛を主治する蒼朮，附子を加えた処方です．桂枝湯という処方は実に多くの目的で用いられる処方ですが，その主治の1つに「四肢の疼痛」があります．その目的達成をより確実なものにするため，蒼朮と附子を加味（生薬をトッピングすること）した処方です．桂枝湯自体が温性の処方であり，そこに熱薬である附子が加えられているわけですので，当然適応者に**冷えがある**ことが前提となります．

症例へのアプローチ　四肢の痛み

[考え方] **変形性関節症**などでは，冷える時期になると関節の疼痛が増悪することはよく経験されます．疼痛部位に熱感はなく，触ってみるとかえって冷えている印象を受けることさえあります．このようなケースで選択すべき生薬，処方はどのように考えればよいのでしょうか．疼痛に対して用いられる生薬としては麻黄，桂枝，附子，あるいは麻黄と薏苡仁の組み合わせが代表的なものです．熱があり腫脹もあるとな

れば，麻黄と石膏の組み合わせも候補に挙がるでしょう．しかし，**冷えが原因**となっているケースでは，前述の**桂枝加朮附湯**あるいは**麻杏薏甘湯**，**薏苡仁湯**に適応があると考えられます．漢方薬の適応は疾患名では表わすことができません．あくまでもそのときの状態が決定するわけですので，冷えや熱感という情報が処方を選択するうえで必要不可欠になります．

[必須となる身体所見] 局所の寒熱の確認

八味地黄丸（はちみじおうがん）

[構成生薬] 六味丸 [地黄，山薬，山茱萸，茯苓，沢瀉，牡丹皮]，桂枝，附子
[出 金匱要略]

[適応] 冷えを伴う腎虚の諸症状

[ポイント] この処方は，六味丸（第5章-4参照）に桂枝と附子を加味したかたちになっています．つまり，「**六味丸の適応者だが，手足に冷えもあるので桂枝，附子を加えた**」ということです．地黄，山薬，山茱萸は身体に水を湛える目的で配合され，茯苓，沢瀉はめまい，ふらつきといった愁訴に対応しています．また牡丹皮は少腹不仁（下腹部の疼痛や，不快感）を去る目的で配合されています．いずれも高齢者でまま観察される愁訴に対応しています．

臨床のヒント　附子を選択する際の決まりごと

附子の原料はトリカブトであり，いくら毒性を減じる加工がなされているとはいえ，その使用に際してはルールがあります．それは「**脈が沈であること**」です．附子を主要な構成生薬として用いている処方には，例外なく沈脈であることが求められています．もともと附子は症例ごとに使用量を調節する生薬で，現在でもそのために単味の附子が用意されています（例えば，桂枝加朮附湯を用いる際に不足と判断されれば，調整用の附子を加える）．この場合，過剰になりすぎていないかどうかの判断も脈の浮沈で察知することができます．

第4章　主要な生薬と処方

かぜの考え方

かぜへの対応方法は，まず現時点で身体の状態がどのステージにあるかの把握から始めます．

(1) かぜの進み方

かぜは漢字で書けば風邪．風とは外因性，邪とは疾病という意味．すなわち，かぜは外からやってきて，われわれの身体にとりつくと考えられました．だから，かぜは表からスタートします（図4-2）．

表には**表寒**と**表熱**の2通りが考えられますが，現実には表寒で発症する症例が多いため，表寒向けの処方には種類が多くあり，表熱向けのものは少数に限られます．

表でとどまらない場合，次には**半表半裏**へと進みます．半表半裏には熱しかありません．

それでも治癒しない場合には**裏熱**，あるいは**裏寒**へと進行します．

教科書ではもう少し細かい進行が説かれていますが，現実にはそのとおりに進行しない場合も多く，ここでは簡潔に解説します．大切なことは，進み方よりも，**現時点でどのステージにいるかを把握すること**です．なぜなら，ステージごとに対策が決められているからです．

(2) ステージにより症状は異なる

まず症状からステージを考えます（図4-3）．それぞれのステージに特徴的な症状は以下のとおりです．

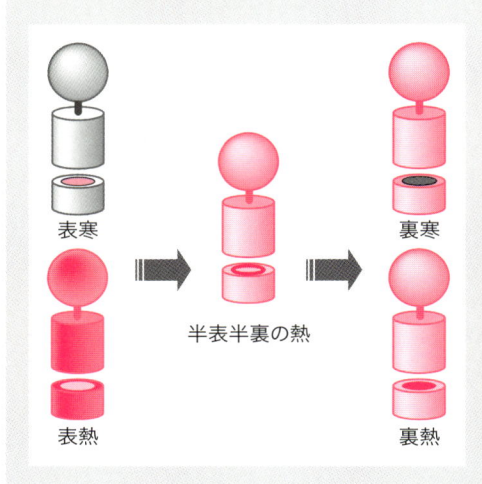

図4-2　かぜの進み方

かぜは身体の外からやってきて，徐々に内部に侵攻すると考えます．したがって，症状も表から裏に向かって変化していきます．表には表寒，表熱の2通りがあり，その次のステージは半表半裏の熱となります．そして治癒しなければ裏熱あるいは裏寒に至ります．また，症例によっては表寒や表熱，半表半裏の熱を経ず，いきなり裏寒に陥るものもあります．これを「**直中の少陰**（じきちゅうのしょういん）」と呼びます．

① 表寒の場合

悪寒があることが前提です．悪寒は体表で感じるものなので，それがあるだけで表寒の疑いが強くなります（この情報だけでは決められませんので注意！）．発熱をしていても，悪寒という自覚があれば寒を考えます．また，しばしば**節々の痛み**，**項の凝り**も現れます．

② 表熱の場合

悪寒はなく，逆に**熱感**あるいは**顔面紅潮**などが認められます．

③ 半表半裏の熱の場合

すでに邪が半表半裏まで進行しているので，症状も表からやや内側に移行します．**咳**，**痰**，**喉の痛み**，**胃の不調**，そしてこのステージでしか現れない**往来寒熱**（悪寒と熱感が交互に出現すること）が認められることがあります．また，**胸脇苦満**と呼ばれる胸部から脇にかけての不快感が出現することもあります．

④ 裏寒の場合

裏寒とは裏が冷えていることを意味しますが，裏の冷えは倦怠感以外には自覚症状にほとんど反映されません．しかし，この段階では裏だけではなく表も冷えてしまうので，**悪寒**が認められます（つまり，悪寒がある場合には表寒，裏寒のいずれの可能性もあるということ）．

⑤ 裏熱の場合

裏寒同様，裏熱自体を感じることはそれ程多くありません．結果として，**下痢**，**便秘**，**腹部膨満感**という症状が現れることになります．

(3) ステージにより身体所見は異なる

どのステージであるか，診察によって確認を行います（図4-4）．かぜの場合，表であるか，半表半裏であるか，あるいは裏であるか．まずこの確認が絶対的に重要です．これを正確に判断するには**脈の浮沈**をみることが必要になり

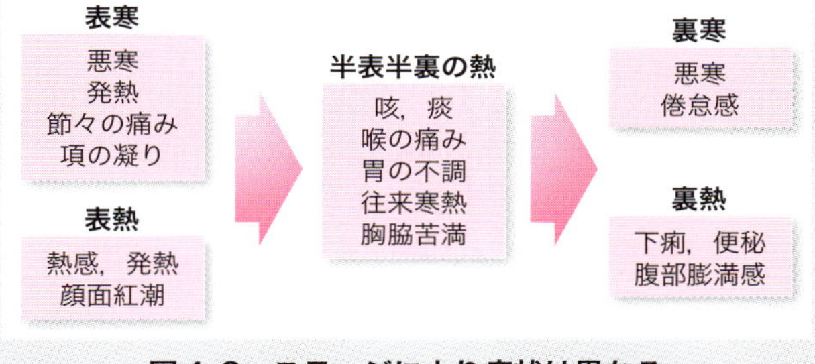

図4-3　ステージにより症状は異なる

ます．第3章-2-■に解説したように，脈の位置と病巣の位置は同じとされます．よって，表寒，表熱の場合には脈は浮，裏寒，裏熱の場合には沈脈を触れることになります．そして，半表半裏であれば浮沈中間脈になります．

表裏の確認方法として**舌診**が用いられる場合があります．舌に苔が付いていなければ表，付いていれば裏という法則があるからです（第3章-2-■参照）．しかし，かぜの診療において表裏を確定するためには舌診だけでは不正確となるケースが発生するため脈診が必須となります．

例：かぜで表寒＋慢性胃炎で裏熱→舌には苔が付く

脈の浮沈判定は困難な作業ではありません．実行してみれば誰にでもできる手技です．

(4) ステージにより対応生薬は異なる
①表寒の場合
麻黄あるいは**桂枝**を用いるのが基本です（図4-5）．双方とも，発汗を促す目的で用いられます．このステージでは，発汗が得られると改善に向かうことが経験的に知られているからです．

このステージのより発症初期には麻黄と桂枝を，後半なら桂枝のみを用いるのが基本です．

理由：表寒に陥った直後では発汗がまだみられないため，強力に促す必要があるので麻黄と桂枝を併用します．しかし，やや時間の経過があれば，われわれの身体は治癒しようとして自力で発汗（自汗と言う）するため，それほど強力な発汗操作は不要というわけです．時間の経過は発汗の具合から推察し，**汗が全くなければ麻黄＋桂枝，すでに発汗があれば桂枝のみ**を選択します．

②表熱の場合
熱を収めるために**石膏**を用います．

③半表半裏の熱
このステージでは唯一，**柴胡**が解決のkeyを握ります．

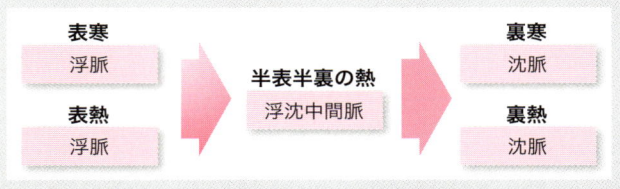

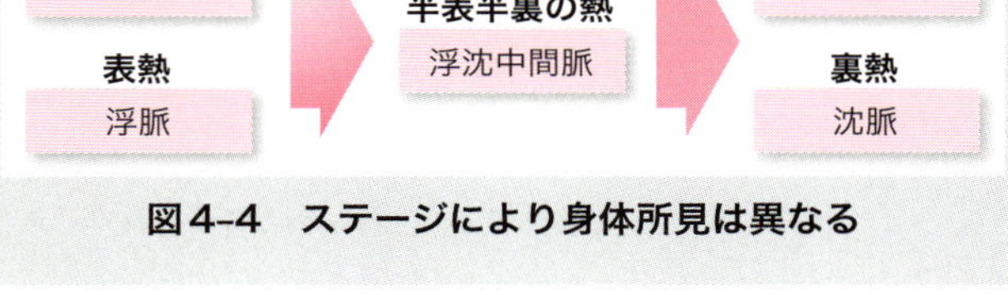

表寒		裏寒
浮脈	半表半裏の熱	沈脈
表熱	浮沈中間脈	裏熱
浮脈		沈脈

図4-4　ステージにより身体所見は異なる

④裏寒

　附子を用い，寒を去ります．
⑤裏熱

　滑石（かっせき），大黄，芒硝を用います．

（5）ステージごとに用意される代表的処方

　図4-5に挙げたようにステージごとに用いる生薬が決められています．よって，各ステージでは，必要な生薬が配合された処方を用いることになります．代表的な処方を図4-6に挙げておきます．ただし，1点注意が必要です．かぜなどの感染症では，解表が行われることもあれば自汗が発生することもあります．加えて，下痢や嘔吐によって身体の水が外部に喪失することも予測されます．**限界を超え，脱水となっている場合**には図4-6に紹介した処方ではなく，唯一白虎加人参湯（びゃっこかにんじんとう）が適応となります．

　それぞれの処方については，本文での解説をご覧ください．

表寒
麻黄
桂枝

表熱
石膏

半表半裏の熱
柴胡

裏寒
附子

裏熱
滑石
大黄
芒硝

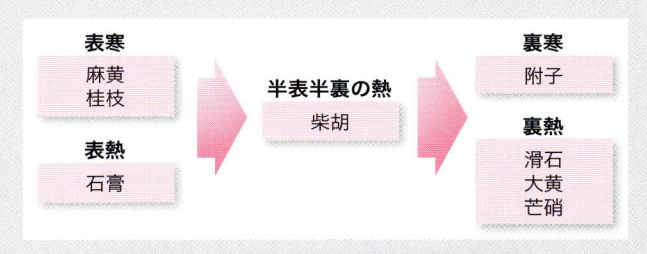

図4-5　ステージにより対応生薬は異なる

表寒
麻黄湯
葛根湯
葛根湯加川芎辛夷
小青竜湯
桂枝湯

表熱
麻杏甘石湯
辛夷清肺湯

半表半裏の熱
小柴胡湯

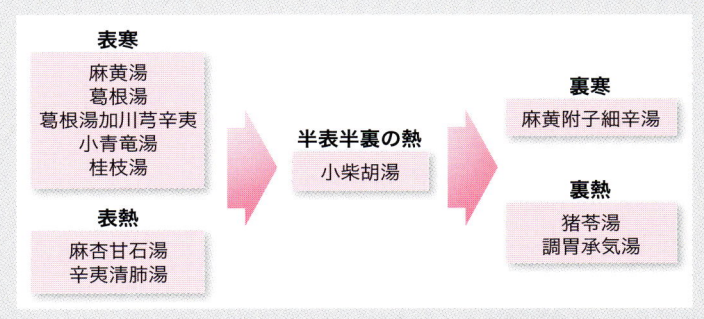

裏寒
麻黄附子細辛湯

裏熱
猪苓湯
調胃承気湯

図4-6　ステージごとに用意される代表的処方
注：ただし，脱水症例には白虎加人参湯が適応になる

第4章　主要な生薬と処方

第4章 主要な生薬と処方

5 細辛

冷えを去ることにより気道症状を改善

生薬DATA

さいしん
細 辛

主治 ①寒 ②咳，鼻水

ウマノスズクサ科ウスバサイシンあるいはケイリンサイシンの根および根茎
薬性：熱，燥
守備範囲：気道

細辛は寒を去り，咳や鼻水といった症状を緩和するために用いられる生薬です．

麻黄附子細辛湯（まおうぶしさいしんとう）

構成生薬 麻黄，附子，細辛　　［⊕ 傷寒論］
適応 裏寒
ポイント 裏寒に対応する基本処方ですが，細辛が配合されていることから**鼻炎症状**にも応用可能です．ただし，附子が主要な生薬として配合されているので，**沈脈**であることを確認して用いることが肝要です（p.93「附子を選択する際の決まりごと」参照）．

小青竜湯（しょうせいりゅうとう）

構成生薬 麻黄，桂枝，五味子（ごみし），半夏，乾姜，細辛，芍薬，甘草　　［⊕ 傷寒論］
適応 表寒
ポイント 表寒に用いられる処方の1つですが，細辛，五味子，半夏などで呼吸器症状に対応していることが特徴として挙げられます．

苓甘姜味辛夏仁湯（りょうかんきょうみしんげにんとう）

［構成生薬］ 茯苓，甘草，乾姜，五味子，細辛，半夏，杏仁（きょうにん）　　［⊕ 金匱要略］

［適　応］ 感染症などによる悪寒，鼻水，咳，痰

［ポイント］ 用いられ方としては前述の小青竜湯と同じと考えてよい処方ですが，**麻黄を含まない**ことがその特徴です．臨床においては，小青竜湯を用いたいような状況で，麻黄の使用を控える必要がある場合によい適応となります．

症例へのアプローチ　鼻水

［考え方］ アレルギー性鼻炎では，小青竜湯が紹介されることが多いようです．小青竜湯には五味子が配合され，鼻水を軽減してくれるので，好都合だというのがその理由です．しかし，麻黄を含む処方で有害事象（動悸，胃腸障害など）が現われた症例では用いることはできませんし，できれば妊婦には使用を避けたい処方でもあります．そのようなときには同じく五味子が配合され，細辛，杏仁など呼吸器症状に対応した生薬が配合された苓甘姜味辛夏仁湯はうってつけの処方となります．

［必須となる身体所見］ 舌の赤味が強くないこと

臨床のヒント　熱薬の守備範囲

　臨床において頻用される熱薬には麻黄，附子，細辛，山椒，乾姜があります．「冷えているから熱薬を用いる」まではよいのですが，それではどの生薬を選択するのが正解なのか，それをどうやって判断すればよいのか．答えは「守備範囲」です．図4-7にあるように，それぞれの生薬には守備範囲があります．漠然と「冷え」というのではなく，「どこの冷えなのか」をはっきりさせることで適応となる生薬を決定することができます．

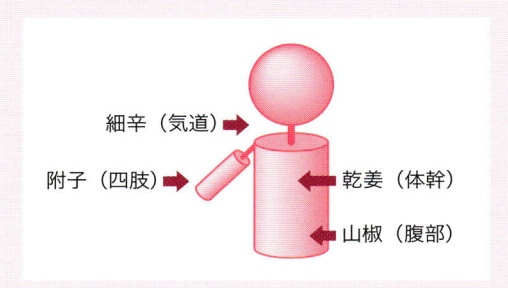

細辛（気道）
附子（四肢）
乾姜（体幹）
山椒（腹部）

図4-7　熱薬の守備範囲
冷えを取り去る目的で頻用される熱薬として細辛，附子，乾姜，山椒を挙げることができます．併用されることも多いのですが，それぞれの守備範囲を明確にすることで，これらが配合されている処方の目的を理解することが容易になります．

第4章　主要な生薬と処方

6 茯苓, 蒼朮（白朮）, 沢瀉, 猪苓

利水薬として紹介される四品.
しかし，それぞれの主治を理解することが重要

生薬DATA

ぶくりょう
茯苓

主治 ①眩悸　②小便不利，ただし口渇あり

サルノコシカケ科マツホドの菌核
薬性：燥
守備範囲：全身

　眩悸とは，めまいや動悸といった症状のことを指します．原因を問わず，症状そのものから選択されます．小便不利とは尿の出が悪いことを意味しますが，口渇があることが条件とされます．後述の蒼朮（白朮），沢瀉，猪苓にも小便不利に対して同様の主治があり，いずれも利水の生薬として分類されます．水毒に対応する際には，これらを併用することで対応がなされます．

しょうはんげかぶくりょうとう
小半夏加茯苓湯

構成生薬　半夏，生姜，茯苓　　［⊕ 金匱要略］

適応　めまいや動悸を伴う嘔気嘔吐

ポイント　半夏＋生姜は，嘔気嘔吐に用いられる基本の組み合わせです．感染症であれ，何であれ，原因を問いません［ただし，**口渇がないことが条件**です（第4章-7参照）］．そこに茯苓を加えた意図は，めまいや動悸もあるので加えた，ということです．現在の診断で言えば，メニエール症候群のようなものに相当するものと考えられます．

苓桂朮甘湯 (りょうけいじゅつかんとう)

構成生薬 茯苓，桂枝，蒼朮，甘草　　［⊕ 傷寒論］

適応 のぼせ，めまい，動悸

ポイント 桂枝は非常に多くの主治を有する生薬ですが，この処方における配合目的はのぼせを鎮静化することにあります．そして，めまい，動悸を主治する茯苓と組み，症状の緩和を図ります．

症例へのアプローチ　めまい

考え方 めまいという愁訴は，比較的遭遇することの多いものです．西洋医学的な精査の必要性は別として，漢方治療では**気逆の一症状**として捉えます．のぼせたような感覚を伴う場合には，**桂枝＋茯苓**の組み合わせが選択されます．また，気逆の徴候として嘔気・嘔吐が出現するケースもあります．そのような場合には，半夏と生姜の組み合わせに茯苓を加えた**小半夏加茯苓湯**を選択します．めまいに似た症状でも，「ふらふらする」，「ふらつく」という愁訴もあります．この場合には茯苓ではなく後述の**沢瀉**(たくしゃく)を用います．

必須となる身体所見 特になし

生薬DATA　蒼朮 (そうじゅつ)

主治 ①胃腸症状　②四肢痛　③小便不利，ただし口渇あり

キク科ホソバオケラの根茎（蒼朮），キク科オケラまたはオオバナオケラの根茎（白朮）
薬性：燥
守備範囲：全身

前述の茯苓同様，利水の代表的生薬として紹介されることが多いのですが，実際に対応している自覚症状の理解が重要です．さまざまな処方に配合されますが，どの目的で配合されているかを考えることで，処方全体の意図を汲むことができます．

四君子湯 (しくんしとう)

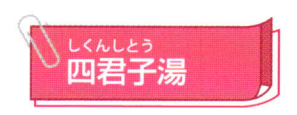

構成生薬 人参，茯苓，蒼朮，甘草（生姜，大棗） ［出 和剤局方］

適応 消化吸収機能の低下，気虚

ポイント 食事が入らない，食べても下痢をしてしまうなど，**消化吸収がままならない状況**（脾虚と表現します）に用いる基本処方です．適応や関連した処方などについては，補気剤の項（第5章-2）に詳しく解説をしてあります．この場合の蒼朮（白朮）は，人参と組むことで消化吸収を助け，結果的に**気虚の改善**を目的としています．

桂枝加朮附湯 (けいしかじゅつぶとう)

構成生薬 桂枝湯［桂枝，芍薬，生姜，大棗，甘草］＋蒼朮，附子 ［出 本朝経験方］

適応 四肢の疼痛，冷え

ポイント この場合の蒼朮は，四肢の疼痛を緩和する目的で配合されています．

生薬よもやま話 — 茯苓は茯霊

　切り倒して3年，放置された松の切り株の表面は枯れることがないそうです．その下の地面に埋もれているのが茯苓．棒でついて探すことを茯突き（ほどつき）と呼びます．マツクイムシにやられた松の切り株に茯苓はつかないとのこと．切り倒されてもなお息づく生命力豊かな松の精気が凝集すると考えたのでしょうか，あるいは動悸やめまいといった症状に効果をあらわすからでしょうか．茯苓は古来から霊が宿る生薬と考えられ，史記には茯霊と表記されています．

第4章　主要な生薬と処方

防已黄耆湯 (ぼういおうぎとう)

構成生薬 防已，黄耆，蒼朮，生姜，大棗，甘草　　［⊕ 金匱要略］

適応 全身浮腫

ポイント 防已，黄耆はともに浮腫を軽減する目的で配合されています．全身の浮腫は四肢の疼痛をももたらすため，蒼朮で対応を図っています．さらに加えられているのが生姜＋大棗＋甘草という胃を守る組み合わせです．防已，黄耆，蒼朮ともに胃にさわるような生薬ではないため，この処方の適応者は食も進まず，**消耗しむくんでいる症例**であることが理解されます．

症例へのアプローチ　全身倦怠感

[考え方] 慢性的な炎症や悪性疾患など，さまざまな疾病を元として消耗し，浮腫を認める症例があります．多くの場合食は細く，全身倦怠感を伴います．**防已黄耆湯**はこのようなケースでよい適応となります．

[必須となる身体所見] 浮腫

生薬よもやま話　蒼朮と白朮

本来，四肢痛には蒼朮が，胃腸症状には白朮が優れた薬能を発揮したとされます．しかし，時代によって表記はさまざまであり，かつ近縁種である両者間では交配が進み，現在では純粋な蒼朮，白朮は得がたくなっているということです．このような事情から，現在ではそれぞれを区別することなく用いるようになっています．なお，蒼朮と白朮に関して本書での構成生薬の記載は原典に書かれているものに従っています．

生薬DATA

沢瀉 (たくしゃ)

主治 ①ふらつき，頭の締め付け感　②小便不利，ただし口渇あり

オモダカ科サジオモダカの塊茎
薬性：燥
守備範囲：全身

　ふらつき，頭の締め付け感といった自覚症状に用いられる生薬です．他の利水の生薬同様，小便不利に対しては単独ではなく，併用というかたちで用いられます．

半夏白朮天麻湯 (はんげびゃくじゅつてんまとう)

構成生薬　人参，茯苓，白朮，陳皮(ちんぴ)，半夏，生姜，麦芽(ばくが)，黄耆(おうぎ)，黄柏(おうばく)，乾姜(かんきょう)，天麻(てんま)，沢瀉　　［出 脾胃論］

適 応　消化吸収機能が低下した症例でのふらつき，めまい

ポイント　構成する生薬の数が多く，一見わかりにくい処方のような印象を受けます．しかし，消化吸収を助ける生薬のならびに，めまいやふらつきを主治する天麻，沢瀉を配合した処方で，**気虚の症例にめまい，ふらつきといった愁訴が認められる場合**に適応となります．

生薬よもやま話

家 紋

　戦国時代以降，武家では家紋が盛んに用いられました．家紋に描かれるものにはさまざまなものがありますが，その1つにオモダカがあります．オモダカは，まるで槍の先端のようなかたちをした葉をもつので，勇猛果敢さの象徴とされたのでしょう．

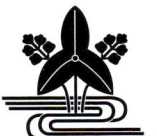

第4章　主要な生薬と処方

生薬DATA

猪苓（ちょれい）

主治 ①下痢，熱淋　②小便不利，ただし口渇あり

サルノコシカケ科チョレイマツタケの菌核
薬性：燥
守備範囲：主として下半身

下痢や熱淋（尿路感染症）を主治する生薬です．

猪苓湯（ちょれいとう）

構成生薬 猪苓，茯苓，沢瀉，阿膠（あきょう），滑石　　[出 傷寒論]

適応 下痢，熱淋

ポイント 本来，感染症による**血便を伴う下痢**に用いられた処方です．阿膠は止血剤として用いられます．滑石は清熱薬として働き，猪苓と同じく下痢，熱淋を主治する生薬です．近年では**膀胱炎**に紹介されることの多い処方ですが，本来は下痢に卓効を示す処方で，たとえ血便を伴わなくても，**感染性胃腸炎**や**炎症性腸疾患**における**裏熱の下痢**に用いることができます．

五苓散（ごれいさん）

構成生薬 茯苓，白朮，沢瀉，猪苓，桂枝　　[出 傷寒論]

適応 口渇して小便不利，めまい，下痢，嘔吐

ポイント **利水の生薬**四品すべてを配合した処方です．当然のことながら，それぞれが対応する自覚症状に対し用いることができます．ただし，小便不利（小便の出が悪いこと）や浮腫に用いる場合には，**口渇があること**が前提となります．なぜなら，四品のすべてが「口渇して小便不利」を主治するからです．それでは，なぜそのような条件が求められるのでしょうか．それは，**水毒（利水の対象）が単なる水の過剰を意味しているわけではない**からです．もし，単純に水があまっているならば，口渇は自覚されないはずです．

しかし，小便の出が悪いにもかかわらず口渇が存在するというのは，身体のなかで水が偏在している（水毒）と考えられます．例えば，鬱血性心不全では小便不利となり浮腫も認めますが，口渇はないはずです．このような病態に対して行うべき治療は利水ではなく利尿であって，利水剤に適応はありません．逆に，二日酔いでむくみと口渇があるような場合には，水毒と判断し利水が適応となります．その他にも，水の偏在と理解されるケースは日常に多々あります．下痢や嘔吐も消化管に過剰に水が集まっているための症状と考え，やはり水毒の可能性がありますが，そう診断するには口渇を認めることが必要となります．

> **臨床のヒント　利水の四品（よしな）**
>
> 　茯苓，蒼朮（白朮），沢瀉，猪苓は，利水の生薬として分類され紹介されます．強力に利水を行いたい場合，そのすべてを配合した五苓散が用いられるので，四品には似た性質があることは確かです．しかし，それぞれに対応する自覚症状には異なる点があり，五苓散以外の処方では目的によって四品のどれを選択するかが決まるのです．よって，それぞれが対応している自覚症状を知ることで，配合されている処方の意図を汲み取ることができます（表4-2）．

表4-2　利水の生薬：対応する症状の違い

	茯苓	蒼朮（白朮）	沢瀉	猪苓
対応する自覚症状	めまい 口渇して小便不利	胃腸症状 四肢痛 口渇して小便不利	ふらつき 口渇して小便不利	熱淋 口渇して小便不利
特徴を利用した処方	苓桂朮甘湯	四君子湯 桂枝加朮附湯	半夏白朮天麻湯	猪苓湯
共通の薬能を利用した処方	五苓散			

第4章　主要な生薬と処方

症例へのアプローチ 口の乾き

[考え方] 炎天下で運動をした．水分は十分に摂ったがまだ口が渇く，また小便の出が悪い．このようなケース，何を考えればよいでしょうか．まず第一に考えられることといえば脱水でしょう．東洋医学でも脱水に対応する処方はあります（白虎加人参湯）．しかし，口渇を認める症例には2通りの場合が考えられます．1つは脱水，そしてもう1つが「水の偏在」です．十分に摂取したはずの水が胃腸内に残り，全身に配られていないと考えれば，水の偏在を考えます（お腹のなかでチャポチャポと音がする経験はありませんか？）．この両者を見分けることは非常に重要ですが，それは舌を診ることで判断がつきます．**脱水であれば，当然舌は乾いています．しかし水毒（水の偏在）になっているのなら舌は湿っています**．もし後者なら，五苓散を用いて摂取した水の均等化を図ります．

小便の出が悪いことを東洋医学用語では小便不利といいます．これも脱水が原因であることもあれば，水毒が原因であることもあります．同じく，舌の乾燥の有無で判断されます．もし，原因が水毒にあるのであれば五苓散を用います．

ここで利水という概念を再度確認しましょう．利水とは，**身体のなかで水が偏在してしまっている場合にそれを是正すること**を意味します．むくみや小便の出が悪いなど，一見身体に水があまっているようにみえても，単にあまっているわけではなく，水が偏在しているための症状と判断されるときに利水をするということです．水の多寡だけを問題とし，あまっている水を排除したいなら利尿をすべきですが，偏在しているのであれば利尿では解決しません．利尿と利水とは，全く異なった概念ですので注意が必要です．利水の生薬として代表的なものに，茯苓，蒼朮（白朮），沢瀉，猪苓があり，そのすべてを配合した処方が五苓散です．繰り返しますが，**利水剤は利尿剤ではありません**．

[必須となる身体所見] 舌の燥湿の確認

第4章 主要な生薬と処方

7 半夏

派手さはないが，処方全体の方向性を知るうえで重要な生薬

生薬DATA

はんげ
半夏

主治 ①嘔気・嘔吐（ただし口渇なし） ②咳・痰
③咽頭痛，咽頭違和感

サトイモ科カラスビシャクの塊茎
薬性：燥
守備範囲：胃，食道，口内，気道

半夏は図4-8に示すように，身体の中心線を守備範囲とした生薬で，そこにあまった水を排除することが第一の薬能です．具体的にいえば，嘔気・嘔吐，咳や痰といった症状に対応します．ただし，半夏は乾かす生薬（すなわち薬性は燥）ですので，口渇や舌に乾燥が認められる場合には適応とはなりません．また，上記の症状に付随した喉の痛みや違和感にも用いられます．

しょうはんげかぶくりょうとう
小半夏加茯苓湯

構成生薬 半夏，生姜，茯苓　　[⊕ 金匱要略]

適応 めまいや動悸を伴う嘔気・嘔吐

ポイント 半夏と生姜からなる処方が小半夏湯で，そこに眩悸を主治する茯苓を加味したのがこの処方です．半夏と同様に生姜は嘔気・嘔吐

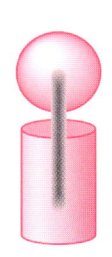

図4-8　半夏の守備範囲
半夏は口腔，食道，胃，気道を守備範囲とし，そこにあまった水を排除する目的で用いられます．

に対応する生薬であり，よって，この二者の組み合わせは原因を問わず**嘔気・嘔吐を呈する病態**に頻用されます．ただし，半夏が燥性であることから，**口渇がある場合や舌が乾燥した症例では適応とはなりません**．ちなみに，同じ嘔気・嘔吐であっても，**口渇があれば**五苓散が適応となります．半夏は，もともと唾液が湧いて出るような状態でよい適応となります．アルコールを飲みすぎたときに唾液が上がってくるという経験をなさった方もいらっしゃるでしょう．そのようなケースに対応するのが半夏と生姜の組み合わせです（翌朝に自覚する口渇を伴った嘔気には五苓散）．また，**妊娠悪阻**に適応をもちますが，ほとんどの妊娠悪阻では口渇を認めることはありません．

常套的 組み合わせ❸ 半夏＋生姜（乾姜）

半夏＋生姜（乾姜）も代表的な常套的組み合わせとして挙げることができます．生姜（乾姜）の主治も半夏同様に嘔気・嘔吐であり，似たものを併用することで強力に愁訴に対応する手法と考えられます．この組み合わせを用いた処方には以下のものがあります．

小半夏加茯苓湯　：半夏，生姜，茯苓
半夏厚朴湯　　　：半夏，生姜，茯苓，紫蘇葉，厚朴
半夏瀉心湯　　　：半夏，乾姜，黄連，黄芩，人参，大棗，甘草
小柴胡湯　　　　：柴胡，黄芩，人参，半夏，生姜，大棗，甘草

はんげこうぼくとう
半夏厚朴湯

構成生薬 小半夏加茯苓湯［半夏，生姜，茯苓］，厚朴，紫蘇葉　　［⊕ 金匱要略］

適応 めまい，嘔気・嘔吐，食道の閉塞感

ポイント 前述の**小半夏加茯苓湯に鬱々とした気分を晴らす厚朴，紫蘇葉を加えた処方**です．小半夏加茯苓湯は「めまいを伴う嘔気・嘔吐」に適応をもちますが，それに気鬱が加わった症例に適応となるわけです．現在でも**食道神経症**という表現がありますが，東洋医学

では咽中炙臠（炙った肉が喉にひっかかっている）とか，梅核気（梅の種が喉に残った感じがする）という表現を用います．いずれも精神的な問題（気鬱）が引き起こす症状で，それを厚朴，紫蘇葉で軽減しようとするわけです．

症例へのアプローチ　食道神経症

[考え方] 喉のあたりに何かがひっかかったような感じがして，とれずに不快という訴えがあります．もちろん，耳鼻咽喉科の精査を必要とするケースもありますが，いわゆる食道神経症である場合も多々認めます．このような症状に対しても**半夏**を用いることができます．そして，精神的要因（東洋医学的に言えば気鬱）を緩和する目的で用いられる厚朴や紫蘇葉が配合された**半夏厚朴湯**はうってつけの処方として用いられます．ただし，**舌の乾燥や口渇があれば適応とはなりません**．

[必須となる身体所見] 舌が乾燥していないこと，口渇がないこと

半夏瀉心湯（はんげしゃしんとう）

[構成生薬] 半夏，乾姜，黄連，黄芩，人参，大棗，甘草　　［出 金匱要略］

[適　応] 下痢を伴う嘔気・嘔吐

[ポイント] 半夏，乾姜で嘔気・嘔吐に対応し，黄連，黄芩で下痢に対応する処方です．この処方における人参は，心下痞（みぞおちのつまり感）を軽減する目的で配合され，大棗，甘草は胃腸の具合を整える目的で用いられています．**感染性胃腸炎**によい適応となりますが，**慢性的に認められる胃炎**などにも用いることができます．ただし，半夏を用いていることに変わりはないので，**口渇や舌が乾燥している場合には適応とはなりません**．

症例へのアプローチ：感染性胃腸炎

[考え方] 日常診療では多く遭遇する病態です．対応すべき手立てについて，順を追って考えてみましょう．嘔気・嘔吐に対しては，半夏＋生姜（乾姜）の組み合わせが常套的に用いられます．この組み合わせは，感染症であろうが，妊娠悪阻であろうが，原因を問いません．ただし，1つだけ条件があります．**「口渇あるいは舌の乾きがないこと」**です．もし口渇があれば，「口や胃のなかに水があまっているから嘔気・嘔吐が出現しているのだが，口渇があるなら乾いているところもある」ということになり，水の偏在，すなわち水毒に陥っていると判断し五苓散を用いることになります．また，もし舌が乾燥していれば脱水の微候とみて，その補正を優先すべきだということになります．一般的に**感染性胃腸炎**の場合，まず**口渇の有無を聞き，あれば五苓散を，なければ半夏＋生姜（乾姜）**の組み合わせを用います．口渇がなく下痢も認めれば，先に解説した半夏瀉心湯が有力な候補として挙がります．それでは，口渇があり下痢もあったら何を選択すべきでしょう．口渇と下痢の両方を認めるなら「腸に水があまっているから下痢をするが，口渇があるということは乾いているところもあるのだから水毒」と判断し，やはり五苓散で対応します．またこのようなケースで裏にこもった熱を去ることまで治療したいのであれば，五苓散に小柴胡湯を併せた柴苓湯を用いることになります（ただし著しい口渇がある場合には使用不可）．

[必須となる身体所見] 口渇や舌の乾燥の確認

臨床のヒント：生姜と乾姜の違い

生姜とは生の生姜，それを天日に干して得られるのが乾姜です．これらには違いがあり，それを知れば配合の目的もみえてきます．生姜は**「発散の能力」**に優れています．水がたまったとき，気分が晴れないときなど，発散して解決を図りたいときには生姜が選択されます．上述の小半夏加茯苓湯では，胃にあまった水を発散したいわけですから生姜を用います．これに比較して乾姜は**「温補の能力」**に長けています．すなわち，感染症などで身体がダメージを受けている場合などには生姜に代わり乾姜が用いられます．人参湯における乾姜の使われ方がその代表的なものです．それぞれの処方のなかで生姜が選ばれているのか，あるいは乾姜

が選択されているのか，そこをみただけでも処方全体の意図が伺いしれます．しかし，現在の薬局方では生姜と書かれていても乾燥したものが使われることになるため，実際には生姜といっても乾姜を用いていると考えるべきです．もし，生姜の発散能を確実に再現したいのであれば，内服時に生姜（家庭にあるもので結構）の絞り汁を加える指導をします．葛根湯に加えれば発汗が強化され，香蘇散（こうそさん）に加えれば気鬱をはらす作用が強化されます．

麦門冬湯（ばくもんどうとう）

構成生薬 半夏，人参，麦門冬（ばくもんどう），硬米（こうべい），大棗，甘草　　［⊕ 金匱要略］

適応 痰が出ない咳

ポイント 咳を鎮める目的で半夏を使用している処方です．もともとは，大逆上気（たいぎゃくじょうき）といって精神的な要因で発作的に出現する咳や嘔吐に用いられた処方です．極度の緊張などが引き金となって出現する嘔吐や咳を適応としています．このことから，器質的には何ら異常を認めない，**精神的な要因でもたらされる咳嗽**に応用されます．また，感染症のあとで痰は消失したものの**咳だけが遷延する場合**などにも用いることができます．「から咳に用いる」という表現がなされることが多いのですが，しかし半夏を用いた処方ですので，たとえから咳であっても，**口渇や舌の乾燥がある場合には適応とはなりません**のでご注意ください．

臨床のヒント　処方全体の方向性を左右する半夏

　半夏は派手な生薬ではありません．しかし，臨床で頻用されるさまざまな処方に配合されています．前述の他にも小柴胡湯，大柴胡湯（だいさいことう）などいくつもの重要な処方に配合されています．そのすべての処方において「口渇や舌の乾燥があれば用いない」という決まりがあります．半夏はほかの生薬と協調することで，とても重要な位置を占める生薬なのです．

第4章　主要な生薬と処方

第4章 主要な生薬と処方

8 柴胡

特徴的な主治をもち，臨床において多用される重要生薬

生薬DATA

柴胡（さいこ）

主治 ①胸脇苦満（きょうきょうくまん） ②往来寒熱（おうらいかんねつ） ③嘔（おう） ④気鬱
⑤発黄（はつおう）

セリ科ミシマサイコの根
薬性：寒，瀉，燥
守備範囲：胸脇

　柴胡は，臨床において最重要である生薬の1つです．多くの主治をもち，またよく遭遇する愁訴，病態に対応している生薬であることから，柴胡が配合された処方（柴胡剤と呼ばれます）は日常的に頻用されます．
　柴胡の主治を理解するためには，まず守備範囲を確認することが重要です．図4-9のごとく，**胸脇**とは「胸と脇」という体幹の上半身全体を指した表現です．
　主治①の**胸脇苦満**とは，「胸脇に存在する苦満感」という意味で，「感染症で気管に痰が詰まり胸が苦しい」，「気管支喘息で吸気が排出されず苦しい」，「気鬱で胸部に圧迫感がある」など，感染症や喘息，精神的問題までいろいろなものを原因として引き起こされる症状を指します．
　主治②の**往来寒熱**とはまさに字のごとく「寒と熱が往来する」という意味です．感染症時に「悪寒と熱感が交互に出現する」が代表的な往来寒熱です．感染症時には，状態の把握が治療方針決定のファーストステップとなりますが，往来寒熱は半表半裏の熱のときにしか現れません．すなわち，往来寒熱があれば，それだけで半表半裏の熱と判断できることになります．

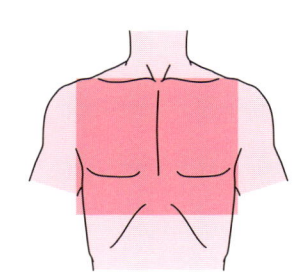

図4-9　柴胡の主備範囲
胸脇とは，鎖骨上から横隔膜下までの腕を除く上半身を指します．
したがって，胸脇苦満とはその部位に存在する苦満感（自覚症状）
を言います．

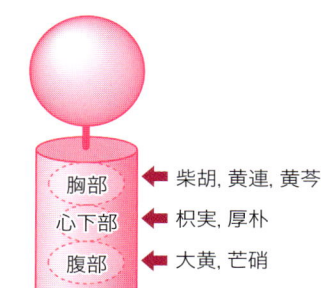

図4-10 気鬱に用いられる生薬は，症状出現部位によって異なる

胸部 ← 柴胡, 黄連, 黄芩
心下部 ← 枳実, 厚朴
腹部 ← 大黄, 芒硝

気の鬱屈する部位は胸部，心下部，腹部の3箇所です．
部位をまたがり出現する場合もあり，そのときには対応する生薬を重ねて用います．
例：胸部と心下部ならば柴胡と厚朴→柴朴湯
　　心下部と腹部ならば枳実と大黄→大承気湯
　　胸部と心下部と腹部ならば柴胡と枳実と大黄→大柴胡湯

　しかし，それ以外にも次のようなケースがあります．「身体の外側は寒いが芯が熱い」，「上半身は熱いが下半身は冷える（上熱下寒）」などなど．**1つの身体のなかに寒と熱が錯綜している場合にも往来寒熱と診断することができます**．
　主治③の嘔とは嘔気・嘔吐を指します．
　主治④の気鬱は「胸脇に症状が出現している場合」という意味です．気鬱への対応では症状が出現している部位が重要で，それによって用いる生薬が異なります（図4-10）．
　主治⑤の発黄とは，黄疸のことを指します．現在では，黄疸の原因によってさまざまな治療が用意されているため，補助的な役割として考える方がよいでしょう．

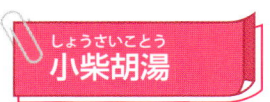

小柴胡湯（しょうさいことう）

構成生薬 柴胡，黄芩，人参，半夏，生姜，大棗，甘草　　［出 傷寒論］

適応 胸脇苦満，往来寒熱，嘔気・嘔吐，胸脇の気鬱，発黄

ポイント この処方は七味の生薬から成立していますが，柴胡以外の6つの生薬はすべて柴胡の薬能を引き立てるために配合されています．すなわち，小柴胡湯の主治は柴胡の主治と一致しているということです．このため柴胡剤の中心的存在であり，この小柴胡湯に他の生薬を加えたり，他の処方と合方することにより，さまざまな処方が形成されていきます．

症例へのアプローチ インフルエンザ後の不調

[考え方] インフルエンザと診断され，オセルタミビルなどで解熱を得たあと，咳や胃腸の不調が続くことがあります．このような症例を観察すると，胸脇苦満や往来寒熱を認めるケースが多いことに気づきます．もともと，小柴胡湯は**感染症がこじれた場面**で適応となるケースが多く，このような局面で現れる症状に対応する生薬がバランスよく配合されています．**半夏**は嘔気・嘔吐に，**人参**は心下部の不快感や気の不足に，**生姜＋大棗＋甘草**は胃の不調に対応しています．

さて，小柴胡湯は柴胡を主体とした処方ですが，柴胡の薬性が**燥**であることを見逃してはなりません．燥という薬性の生薬を用いる場合には「**身体が渇いていない**」ということが大前提となるからです．それでは，渇いていないことの証明はどうすればよいのか．それは舌をみて乾燥していないことを確認することでなされます．小柴胡湯にも半夏が配合されています．前項にも記したように，舌診を適応禁忌の確認のために用います．

[必須となる身体所見] 舌が乾燥していないこと

常套的 組み合わせ ❹　柴胡＋黄芩（図4-11）

多くの柴胡剤では，柴胡に黄芩が併用されています．黄芩の薬性は柴胡同様に寒燥で，裏熱を去ることを目的として用いられる生薬です．その守備範囲は心下部から腹部で，柴胡と黄芩の組み合わせは柴胡の守備範囲を拡大させるための手法と考えられます．

柴胡の守備範囲
黄芩の守備範囲

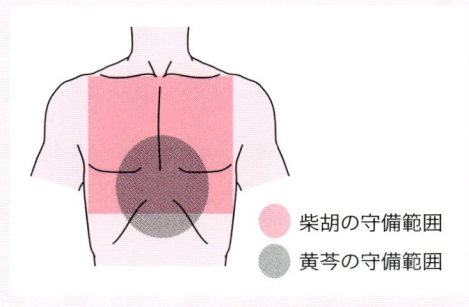

図4-11　柴胡と黄芩を併用する理由

四逆散 (しぎゃくさん)

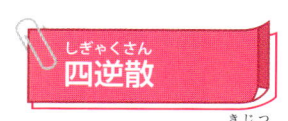

構成生薬 柴胡，枳実(きじつ)，芍薬，甘草　　［出 傷寒論］

適応 往来寒熱，胸脇苦満

ポイント この処方は名の由来から適応を伺い知ることができます．四逆散の「四」とは四肢，「逆」とは冷えを意味しています．すなわち，「四肢が冷える」場合に用いる処方ということです．それでは，いわゆる冷え症に用いる処方かというとそうではありません．構成している生薬の薬性をみてみると，柴胡（寒），枳実（寒），芍薬（涼），甘草（平）であり，これらを足して温める処方になるわけがありません．この場合の四逆とは，「**手足が冷えると訴えているものの，現実には暖かい**」，つまり，**往来寒熱の1種**を扱う処方ということです．このような症状は多くの場合**気の異常（気鬱）**が原因となり現れるもので，それに対応すべく構成された処方であるということです．**柴胡で胸脇の，枳実で心下部の気鬱に対応し，芍薬と甘草で緊張感を軽減する**という組み合わせです．

症例へのアプローチ　精神的な要因がもたらす往来寒熱

考え方 緊張感や不安感が高じると，往来寒熱が現れることがあります．実際に触ってみると手足は暖かいのですが，本人は冷えていると訴えるのです．これはいわゆる冷え症ではありません．舌を確認すると**赤味が濃く**なっていて，冷えている所見とは正反対になっています（本物の冷えなら舌は青白くなるはず）．言ってみれば温度感覚異常のようなもので，往来寒熱の1つと考えられます．対応する生薬はやはり柴胡ですが，舌が湿っていることを確認したうえで処方を選びます．四逆散には緊張感をほぐす芍薬，心下部の痞えを減じる枳実，安神の甘草が配合されており，このようなケースでまま適応となります．もちろん，所見によっては他の柴胡剤を選択することもあるし，**喘息**などを原因とした胸脇苦満に応用可能であることはいうまでもありません．

必須となる身体所見 舌が乾燥していないこと

第4章　主要な生薬と処方

大柴胡湯 (だいさいことう)

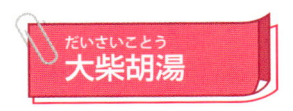

構成生薬 柴胡，黄芩，大黄，枳実，芍薬，半夏，生姜，大棗　　［出 傷寒論］

適応 往来寒熱，胸脇苦満

ポイント 元来は感染症による諸症状に用いられた処方です．しかし，現在では気の異常に用いられることがほとんどと言えるのではないでしょうか．図4-10 をご覧ください．柴胡で胸部，枳実で心下部，大黄で腹部の気鬱に対応できるかたちになっています．つまり，**胸部から腹部まで体幹の全体に気鬱の症状**が現れていれば，この処方１つで対応できることになります．むろん，感染症などを原因として**往来寒熱**があり，加えて**便秘**もあるとなればこの処方を用いることができます．

症例へのアプローチ　気鬱による腹部膨満感

[考え方] 腹部膨満感をもたらす病態にもさまざまなものがありますが，その１つに気鬱があります．器質的には異常がないにもかかわらず，症状が遷延するといったケースです．このような症状に対応する生薬は大黄，芒硝ですが，胸部や心下部にまで症状が波及している症例も珍しくはありません．大柴胡湯は四逆散に大黄を加えたようなかたちになっており，広範囲の気鬱を認める場合にまま適応となります．

[必須となる身体所見] 舌が乾燥していないこと

柴胡桂枝湯 (さいこけいしとう)

構成生薬 柴胡，黄芩，半夏，人参，桂枝，芍薬，生姜，大棗，甘草
　　　　　［出 傷寒論］

適応 表寒と半表半裏の熱の混在

ポイント この処方は，小柴胡湯と桂枝湯の合方です．桂枝湯は表寒に対応する基本処方であり，また，小柴胡湯は半表半裏の熱に対応する代表的処方です．これらを併せた理由は**表寒と半表半裏の熱の中間に位**

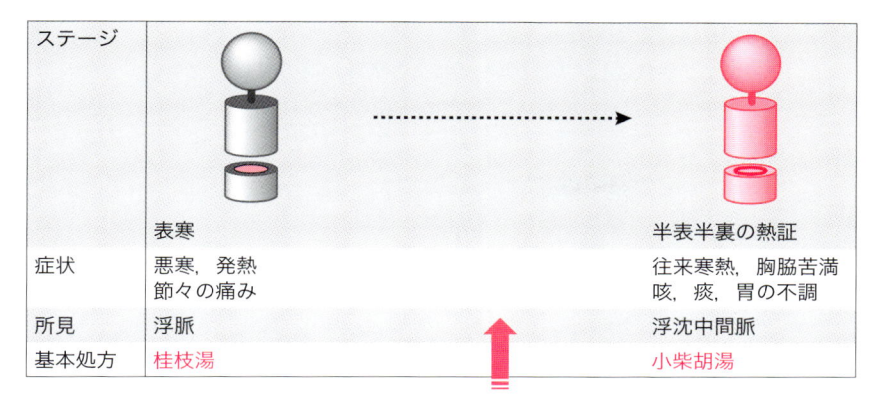

ステージ			
	表寒		半表半裏の熱証
症状	悪寒，発熱 節々の痛み		往来寒熱，胸脇苦満 咳，痰，胃の不調
所見	浮脈		浮沈中間脈
基本処方	桂枝湯		小柴胡湯

ここを通過している最中ならば桂枝湯と小柴胡湯
の両方が必要．桂枝湯＋小柴胡湯＝柴胡桂枝湯

図4-12 感染症の進行と対応する処方

置する症例に対応するためなのです．図4-12のように，感染症は基本的には表から裏に向かって進行すると考えます．表寒から半表半裏の熱に移行する際，この**中間点を通りすぎるステージ**が存在します．実際の臨床では受診される患者の相当数はこの移行期に差しかかっていて，**表寒と半表半裏の熱の症状，所見が混在**しています．そのときに適応となるのがこの柴胡桂枝湯です．

症例へのアプローチ　かぜ

[考え方] かぜで来院される方では市販薬を飲んでいたがよくならないとか，しばらく我慢していたが改善しないので受診したということがよくあります．さて，このような場合，どのような状態になっているのでしょうか．

　感染症を扱う際には，表裏と寒熱のスケールでステージを決めるところから始めます（p.94「かぜの考え方」参照）．表裏は脈で判断します．脈が浮いていれば**表**，沈んでいれば**裏**，そのどちらでもなく浮沈中間なら**半表半裏**です．次に，**悪寒があれば寒**，悪寒がなく**熱感だけがあれば熱**と判断できます．つまり，悪寒があり脈が浮いていれば表寒，悪寒があり脈が沈んでいれば裏寒，往来寒熱があり浮沈中間脈

第4章　主要な生薬と処方

なら半表半裏の熱（半表半裏には寒は存在しない）という具合です．そして，症状としては表ならば**節々の痛み，項の凝り**がよくあるもの．半表半裏ならば，**咳や痰，口内の苦味や胃の不快感**といったものが中心です．

　柴胡桂枝湯が適応となる症例では，これら表寒に特徴的な所見や症状，半表半裏に特徴的な所見や症状が混在して現れます．例えば，脈は浮いていて節々が痛いのに往来寒熱があるとか，脈は浮沈中間なのに悪寒と項の凝りがあって，なおかつ口が苦いとか．さまざまなケースが考えられますが，いずれの場合でも，表寒と半表半裏の熱の所見，症状が混在しているならば柴胡桂枝湯が適応となります．むろん，柴胡を用いるわけですから舌が乾いていないことが条件となります．

[必須となる身体所見] 舌が乾燥していないこと

柴胡加竜骨牡蛎湯
（さいこかりゅうこつぼれいとう）

[構成生薬] 柴胡，黄芩，半夏，人参，生姜，大棗，桂枝，茯苓，竜骨，牡蛎
[出 傷寒論]

[適 応] **気の異常による胸脇苦満**

[ポイント] この処方は小柴胡湯から甘草を去り，桂枝・茯苓および竜骨・牡蛎の組み合わせを加えたかたちになっています．桂枝・茯苓の組み合わせは常套的に用いられるもので，のぼせ，めまいや動悸といった症状に対応しています．また，竜骨・牡蛎は精神不安定をもたらす焦燥感に対応しています．結局のところ，小柴胡湯部分で**胸脇の気鬱**に対応し，**めまい，動悸，焦燥感**を軽減する生薬を配置した処方ということになります．

症例へのアプローチ 心臓神経症

[考え方] 西洋医学において，心臓神軽症と診断される症例があります．精査の末，心臓に異常は認められないが，胸部の締め付け感や動悸を自覚するといったケースです．このような症状を東洋医学的には**気の異常がもたらす胸脇苦満**と判断することができます．**柴胡**を用いることが基本ですが，気逆に用いる**桂枝・茯苓**の組み合わせ，焦燥感に対応する**竜骨・牡蛎**の配合はこのようなケースで有利に働くことが多く経験されます．むろん，症状によってはその他の柴胡剤がより的確であることもあるわけですので，配合生薬から最善の処方を選択すべきであることは言うまでもありません．

[必須となる身体所見] 舌が乾燥していないこと

9 黄連と黄芩

感染症や気の異常による裏熱をさばく

生薬DATA

黄連（おうれん）

主治 ①下痢　②心煩　③出血

キンポウゲ科オウレンの根茎
薬性：寒，瀉，燥
守備範囲：胸腹部

　基本的に，黄連は胸部から腹部にかけて存在する裏熱を去るために用いる生薬です．その主治は，表現方法によってさまざまにみえますが，いずれも**裏熱を原因として生じる症状**であることは共通しています．

　主治①の下痢とはその原因が裏熱（多くは感染症あるいは気の異常）であるときに適応となるということであって，どのような病態であれ用いることができるということではありません．

　②の心煩とは，気鬱に陥った結果生ずる自覚症状のことです．心下部を中心として感じる煩わしい不快感を意味しています．

　また主治の1つに③の出血を挙げましたが，これも裏熱を原因とする出血ということであって，どのような場面でも使用できるということではありません．出血への対応は，現代医療において使用される頻度は少ないものと思われます．

臨床のヒント　裏熱はどうやって確認するのか

　表寒や表熱は自覚症状や外見，触診によっても確認できます．しかし，裏となると見るわけにもいかず，触ることもできません．それを確認するためには舌診が必要になります．裏に熱がある場合には，①舌に苔が付く，②舌の色の赤味が増す，という所見が得られます（どちらか一方でも結構）．例えば下痢をしている場合，明らかに冷たいものを摂りすぎたことが原因などという場合を除き，なかなか寒熱を判断することは難しいことになりますが，迷ったら舌をみて判断します．ちなみに裏寒の場合には，舌の色は蒼白色あるいは赤味の少ない外見になります．

おうれんとう
黄連湯

構成生薬 黄連，桂枝，人参，半夏，乾姜，大棗，甘草　　　[出 傷寒論]

適応 下痢，嘔気・嘔吐

ポイント 黄連に健胃生薬としての桂枝，心下部の痞え感を去る人参，嘔気嘔吐を治す半夏，乾姜の組み合わせ，胃腸を守る大棗，甘草を加えた処方です．この処方の主治は，まさに上記の薬能を合算すれば理解できるわけですが，黄連を主役としている限り，その原因は**裏熱**に限られます．裏熱をもたらす原因はほとんどの場合，**感染症あるいは気の異常（気鬱）**です．ちなみに，この処方の桂枝を黄芩に入れ替えれば半夏瀉心湯になります．

臨床のヒント　気鬱はなぜ裏熱をもたらすのか

　感染症を原因として裏熱になることは想像に難くありません．しかし気鬱が原因となるとなぜ？と思われるかもしれません．

　気鬱とは，局所に気が充満してしまう現象を指します（鬱病と同義語ではないのでご注意ください）．鬱屈する場所は胸部，心下部，腹部ですが，いずれにせよ，そこには正常時に比べて過剰な気が存在します．気はエネルギーですので，過剰になると熱くなるという原則があります（逆に気が損なわれれば冷える）．だから，気鬱になると鬱屈している場所には熱がこもり，結果として裏熱となります．それぞれの場所の気鬱を晴らす生薬は図4-10に紹介しましたが，いずれも寒性の生薬であることはご理解いただけることでしょう．

生薬DATA

黄芩
おうごん

主治 ①下痢　②心煩　③出血　④手足煩熱

シソ科コガネバナの根
薬性：寒，瀉，燥
守備範囲：胸腹部

　黄芩は，前述の黄連と非常によく似た生薬です．この両者は，薬性，守備範囲，主治ともに近似であるため，併用されることの多い関係にあります．主治の①から③までは黄連と同じと考えていただいてよろしいでしょう．主治④の手足煩熱とは，裏熱（感染症あるいは気鬱を原因とすることがほとんど）によってもたらされる症状で，手のひらや足の裏がほてり不快であることを意味しています．ちなみに，裏熱を原因として生ずる手足煩熱を主治している生薬は黄芩ただ1つです．

> **臨床のヒント　手足のほてり**
>
> 　時に手足のほてりを訴えるケースがあります．この訴えがあったときには2つの病態を考えます．1つは「身体の乾き」を原因とするもの，もう1つは「裏熱」が原因であるものです．それぞれ全く異なった病態で，結果的に用いられる生薬も別ですので注意が必要です．前者は高齢者に多く出現する症状ですが，若年者でも大量に発汗したあとなどに自覚されることがあります．対応としては，身体に水を補給する生薬として地黄などを用いることになります．後者であれば黄芩を用いて対応します．地黄の薬性は潤，黄芩のそれは燥ですので全く反対ですね．だからこそ，原因をはっきりさせてから治療方法を選択することが重要なのです．

黄芩湯
おうごんとう

構成生薬　黄芩，芍薬，大棗，甘草　　［出 傷寒論］

適応　下痢・腹痛，嘔気・嘔吐

ポイント　下痢を治す黄芩に腹痛を去る芍薬，胃腸を守る大棗，甘草を組み合わせたこの処方は，薬味の少なさから切れ味のよい処方に仕上がっています．下痢の原因が裏熱であることが条件であることは言うまでもないことですが，ほとんどは**感染症を原因**とした場合に用いられます．

症例へのアプローチ 感染性胃腸炎

[考え方] 感染性胃腸炎において，細菌性であると判断される場合には抗生剤が投与されることでしょう．このような場合でも**漢方薬との併用は可能**です．上記の黄芩湯は切れ味鋭い処方であり，自覚症状の軽減には大いに役に立ちます．また，黄芩は下痢を止めるといっても腸の蠕動を妨げるものではないため，原因が**ウイルスであっても細菌であっても使用可能**です．

[必須となる身体所見] 舌が乾燥していないこと

さんもつおうごんとう 三物黄芩湯

[構成生薬] 黄芩，地黄，苦参（くじん） ［出 金匱要略］

[適 応] 精神不安定（気鬱）

[ポイント] 気の異常を原因として裏熱が高まり，その結果として手足煩熱が認められる場合に用いられる処方です．ここで配合される地黄と苦参は清熱薬として働き，裏にこもった熱を減ずる目的で用いられています．

症例へのアプローチ ストレスと手足煩熱

[考え方] ストレスがたまり，手足がほてって不快であると訴えるケースがあります．まさに黄芩を選択すべき症例であるといえます．このような場合にはまず黄芩を中心に据えて，その他にどのような症状があるのかを確認することで処方を決めていきます．漢方治療はいつもそうですが，いきなり処方を決めてしまうのではなく，**まず必要な生薬を挙げ，さらに必要なものは何かを考える**ことで処方に行き着きます．三物黄芩湯はその他の所見がない場合に適応となりますが，例えば腹部膨満感を伴えば三黄瀉心湯を，さらに胸脇苦満もあれば大柴胡湯を考える，といった具合です．いずれもその根拠は配合生薬から理解されます．

[必須となる身体所見] 舌が乾燥していないこと

半夏瀉心湯 (はんげしゃしんとう)

構成生薬 黄連, 黄芩, 人参, 半夏, 乾姜, 大棗, 甘草　［出 金匱要略］

適応 下痢, 嘔吐

ポイント 裏熱の下痢に対応する黄連, 黄芩に心下部の痞え感を去る人参, 嘔気・嘔吐に対応する半夏, 乾姜の組み合わせ, そこに胃腸を守る大棗, 甘草を配した処方です. その適応は自ずと理解できますが, **感染性胃腸炎**によい適応となることはご理解いただけるでしょう. この処方の１つのポイントとして, 生姜ではなく乾姜を用いている点があります. 乾姜は**身体にダメージを受けたとき**に選択される生薬です（そうでない場合には生姜が選択されます. p.112参照）. この処方における乾姜の配合には, 感染症で下痢や嘔吐が続き, 消耗した状態にあるものを回復させようとする意図が汲みとれます. また, **ストレスに曝された結果陥った消化器症状**（つまり気鬱が原因）に使うこともできます.

黄連解毒湯 (おうれんげどくとう)

構成生薬 黄連, 黄芩, 黄柏(おうばく), 山梔子　［出 外台秘要方］

適応 下痢, 気鬱による症状, 皮膚炎

ポイント 黄連, 黄芩に黄柏, 山梔子を併せた処方です. 黄連, 黄芩はともに下痢という主治を有し, また胸腹部の裏熱を去ることを目的とする生薬です. そこに黄柏, 山梔子を加えたのがこの黄連解毒湯です. 黄柏は広い主治をもちますが, 主なものとして下痢, 皮膚炎が挙げられます. また, 山梔子は上半身の充血を主治します. そして黄柏も山梔子も, 黄連, 黄芩と同様に寒, 燥という薬性をもちます.

　　　これら４つの生薬を重ねた黄連解毒湯は, **裏熱によってもたらされる下痢, 気鬱の諸症状**にうってつけの処方ということになります. また, 皮膚炎という適応は黄柏の配合によってもたらされるものですが, 配合される生薬のいずれも寒性であることから, **熱感や**

発赤を伴っているものが適応となります．

◆黄連解毒湯は他の処方の基本骨格として使われる

　黄連解毒湯を構成している4つの生薬は似た主治をもち，また同一の薬性をもつので処方全体のベクトルもはっきりとしたものになります．このような処方は他の生薬や処方と組み合わせられ，新たな処方を生む基本骨格となります．

> [黄連解毒湯を基本骨格とした処方例]
> 温清飲（うんせいいん）　　　：黄連解毒湯＋四物湯（当帰，川芎，芍薬，地黄）
> 荊芥連翹湯（けいがいれんぎょうとう）：黄連解毒湯＋四物湯＋柴胡，荊芥，連翹，防風，白芷（びゃくし），薄荷，桔梗，枳実，甘草
> 柴胡清肝湯（さいこせいかんとう）：黄連解毒湯＋四物湯＋柴胡，連翹，薄荷，桔梗，牛蒡子（ごぼうし），瓜呂根（かろこん），甘草

三黄瀉心湯（さんおうしゃしんとう）

構成生薬 黄連，黄芩，大黄　　［⊕ 金匱要略］

適　応 気鬱による胸腹部の不快感

ポイント この処方における黄連，黄芩は気鬱の結果として現れる心煩に対応すべく配合されています．さらに腹部に鬱屈した気を瀉する大黄を加えることにより，強力に気鬱に対応することができる処方です．

黄 柏

生薬よもやま話

　中国大陸に君臨した黄帝がまとっていた衣裳は黄色．その染料として用いられたのが黄柏です．黄柏には虫除けの能があり，また皮膚炎にも使えるので，当時では何かと重宝がられたのでしょう．黄帝以外の人々は黄柏で染めた衣を付けることは禁じられていたそうです．ちなみに，虫食いを防止できるため，重要な契約書なども黄柏で染められたということです．また，わが国では修験者の秘薬として古くから黄柏が用いられてきました．キハダという樹木の皮を煎じることで得られる黄柏ですが，それを煮詰め，「ダラニスケ」の名で売買もされました．下痢や虫刺され，けがなどによる局所の炎症に用いられたのでしょう．

常套的 組み合わせ ❺ 黄連＋黄芩

両者の1文字をとり黄連と黄芩を併用している処方は芩連剤（ごんれん）と呼ばれます．近似した性質，薬能をもつ生薬同士を併用することにより，効果の増強を図る組み合わせの代表のようなもので，下痢や気鬱に対応しています．

臨床のヒント　気の異常への対応方法

気の異常は大きく気虚，気鬱，気逆に分けられます．しかし，実際の臨床ではどれに分類してよいか迷う症例や，それぞれが混在している場合も少なくありません．このような場合，気の異常をもたらしている原因に対応方法を求めるという手があります．それは次の3つです．

1) 不安感が原因の場合：甘草，酸棗仁（さんそうにん），大棗，小麦，膠飴（こうい）を用いる
   → 処方でいえば甘麦大棗湯（甘草，小麦，大棗），酸棗仁湯（さんそうにんとう）（酸棗仁，茯苓，川芎，知母（ちも），甘草）など
2) イライラが原因である場合：柴胡，黄連，黄芩を用いる
   → 処方でいえば小柴胡湯，黄連解毒湯など
3) 焦燥感が原因である場合：竜骨，牡蛎を用いる
   → 処方でいえば柴胡加竜骨牡蛎湯（さいこかりゅうこつぼれいとう），桂枝加竜骨牡蛎湯（けいしかりゅうこつぼれいとう），柴胡桂枝乾姜湯（さいこけいしかんきょうとう）など

第4章 主要な生薬と処方

10 人参

補う生薬の代名詞．しかし主治を正確に把握することが重要

生薬DATA

にんじん
人 参

主治 ①気・液の不足　②心下痞

ウコギ科オタネニンジンの根
薬性：補，潤
守備範囲：全身

　人参は最も知られた生薬の1つで，一般にいわゆる滋養強壮薬の代名詞のように扱われることが多くあります．それがゆえに不老長寿の妙薬としてのイメージがあり，さまざまな虚を補う生薬ということから高値で取り引きされ，また使用されてきました．

　しかし，人参と一口にいっても種類があり，使用されるうえでそれぞれの主目的は異なっています．現在ではウコギ科オタネニンジンの根を用いることが一般的で，ここではそれに限り解説をします．

　人参が漢方処方に配合される目的は，主治に書いた2つのどちらかと言ってよいでしょう．①の「気・液の不足」とは「気の不足」and/or「液の不足」ということで，どちらか一方，あるいはともに不足している場合に適応となるということです．気の不足とは気虚のことを指し，液の不足とは脱水傾向を意味します．元来は感染症を原因とする下痢や嘔吐が続き体液が損なわれ，消化吸収機能が低下したことによる気虚を改善するために用いられたということです．②の心下痞とは「みぞおちの痞え感」という自覚症状を意味します．

生薬よもやま話

人参

　江戸時代，人参は高値で取り引きをされていました．大名，特に外様大名が人参を栽培することは軍資金の調達につながるため，幕府は大変警戒をしたそうです．日本全国には天領と呼ばれる直轄地がありましたが，その多くは金山，銀山，そして人参の生産地だったということです．

臨床のヒント

気の不足は消化吸収機能の低下によってもたらされる

　気とはわれわれが生きていくためのエネルギーのことですが，それはいったいどこからもたらされるか．人間に限らず，すべての動物は他の生きものを食べ，消化吸収することでエネルギーの補充をし，命を繋いでいます．つまり，感染症でも精神的要因でも，食べられないとか，食べても下痢をしてしまうなど，消化吸収がままならなければエネルギーである気の補充は進まず，結果的に気の不足がもたらされます．

　東洋医学では消化吸収機能のことを「脾」と表現します（脾とは脾臓のことではりません）．だから気虚に陥った場合には，脾の働きを助ける薬（補脾薬と呼ばれます）を用いて気の補充を図ります．ちなみに，補脾薬の代表は四君子湯（人参，茯苓，蒼朮，甘草）で，数多くの処方の基本骨格になります（第4章-6に詳述）．

人参湯（にんじんとう）

構成生薬　人参，乾姜，蒼朮，甘草　　　［出 傷寒論］

適応　下痢，嘔吐後の消耗回復

ポイント　別名，理中湯（りちゅうとう）と呼ばれるこの処方は，下痢や嘔吐などで消耗した者を回復させる目的で用いられます．感染症などによる下痢・嘔吐は止まったものの，それによって引き起こされた**気液不足**が認められる場合に適応となります．温補が必要な状況であることから，乾姜が配合されています．もし，まだ下痢や嘔吐が続いているなら，それに対応する生薬の配合が必要となります．すでにご紹介した半夏瀉心湯がそれにあたりますが，人参湯と半夏瀉心湯の構成生薬を比較してみるとおわかりになるはずです．人参湯に半夏，黄連，黄芩を加えれば，半夏瀉心湯に近似したかたちになるのです．また，人参のもう1つの主治である心下痞の軽減を期待し，**慢性胃炎のような病態に継続使用**することもできます．

白虎加人参湯 (びゃっこかにんじんとう)

構成生薬 石膏，知母，人参，粳米(こうべい)，甘草　　［⊕ 傷寒論］

適応 脱水と発熱

ポイント 人参，粳米，甘草はいずれも身体に水をためる薬能をもっているため，これらの組み合わせで脱水に対応しています．石膏＋知母は強力に清熱(冷やす)を行いたいときの組み合わせです．つまり，白虎加人参湯は感染症や**熱中症**のような**脱水と発熱が認められる**ケースにおいて用いられる専用の処方で，補液のなかった時代においては非常に重要な処方であったといえます．現在でも，感染症や夏場の酷暑時には欠かせない処方の1つです．また，選択の根拠として挙げられる**手足のほてり**とは，身体の乾きがもたらす症状を意味しています．

症例へのアプローチ　脱水

考え方 猛暑のなか運動をしたり，高温の環境に曝され，脱水に陥る症例が年々増加しています．口渇，体温上昇，そして尿の出が悪くなるといった症状が認められます．重症度によって補液やクーリングがなされるでしょうが，補液の設備がなくても投与できる白虎加人参湯は状況によって大変役に立つ処方です．夏の運動などに際してあらかじめ用意しておくことは発症予防，症状の軽減化につながります．

　東洋医学では採血をしませんが，体液が不足していることを確認する術はあります．**舌が乾き，赤味が強くなっている**ことは脱水を意味し，白虎加人参湯を選択する根拠となります．

必須となる身体所見 舌の乾燥，赤味の増強

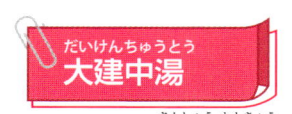

大建中湯 (だいけんちゅうとう)

構成生薬 山椒(さんしょう)，乾姜(かんきょう)，人参，膠飴　　［⊕ 金匱要略］

適応 腹部膨満感

ポイント 山椒は腸蠕動を促進する薬能をもち，また薬性は乾姜と同じく熱です．**腹が冷え，腸の動きが低下し，腹部の膨満感が現れた場合**に適応となります．この場合の人参は，脾の働きを助けるためとも，心下痞を減じるためとも受け取れます．

症例へのアプローチ　便秘

[考え方] 便秘は，日常診療で最も多く遭遇する病態の1つです．下剤を用いて対処することが一般的であると思われますが，なかにはそれで解決できない症例も多く存在します．漢方薬にも大黄，芒硝を用いて瀉下をする方法がありますが，山椒を用いるという手段もあります．山椒には**腸の蠕動を亢進**する作用があるため，下剤が合わない症例での使用には一考の価値があります．

[必須となる身体所見] 特になし

しくんしとう　四君子湯

[構成生薬] 人参，茯苓，蒼朮，甘草　　［⊕ 和剤局方］

[適応] 脾虚による気虚

[ポイント] 消化吸収機能を意味する脾の働きが不調となり，結果として**気虚**に陥っている場合に適応となります．人参を主体とし，補気を目的とする多くの処方の基本骨格となる処方です．**第5章-2**をご覧ください．

臨床のヒント　全身倦怠感はいつも気虚と診断できるか？

気虚になればエネルギーが損なわれるのですから，全身倦怠感が現れることはよくあることです．しかし，全身倦怠感の原因となるのは気虚だけではありません．同じ気の異常でも気鬱の症例において認められることもあります．対応が異なるため区別の必要がありますが，それではどのように見分ければよいのでしょうか．気虚は基本的に脾の働きの低下で起こる現象です．だから，食事が入らない，下痢が続くなど，消化器の不調を確認することで気鬱と区別することができます．

呉茱萸湯（ごしゅゆとう）

構成生薬 呉茱萸，人参，生姜，大棗　　［⊕ 傷寒論］

適応 発作的な頭痛

ポイント **気逆による発作的な頭痛**に用いられる処方です．激しい気逆発作では，嘔気や嘔吐を伴うこともあります．ここに人参が配合される目的は，心下痞の軽減と解釈されます．

症例へのアプローチ　発作的な頭痛

[考え方] 慢性的な頭痛ではなく，発作的に出現する頭痛というものがあります．嘔気や顔面紅潮を伴うこともあります．これらは上衝した気によりもたらされると考えられ，気逆と診断します．**呉茱萸湯**はこのようなケースで適応となる処方です．基本的に症状出現時に**頓用**で用いるべきものです．

[必須となる身体所見] 特になし

小柴胡湯（しょうさいことう）

構成生薬 柴胡，黄芩，人参，半夏，生姜，大棗，甘草　　［⊕ 傷寒論］

適応 胸脇苦満，往来寒熱，嘔気・嘔吐，胸脇の気鬱，発黄

ポイント 柴胡の守備範囲である胸脇の直下は心下部ですが，往々にして柴胡を用いたいような症例では心下部にまで症状が及んでいることがあります．ここに配合される人参は心下痞を減ずるためと理解されます．

第4章 主要な生薬と処方

11 桃仁と牡丹皮

守備範囲を明確に把握すれば有用な二者

生薬DATA

桃仁（とうにん）

主治 ①下腹部の疼痛，不快感

バラ科モモの種子
薬性：瀉
守備範囲：下腹部

桃仁は，下腹部の疼痛，不快感（少腹不仁）を去る目的で使用される生薬です．漢方薬が生まれた時代では寄生虫や感染症によるものもあったでしょうし，虫垂炎や婦人病など，その原因となる病態はさまざまです．少腹不仁を認める場合，桃仁はその原因にかかわらず使用できる生薬です．その点，次の牡丹皮も同様で，ゆえによく併用されます．

桃核承気湯（とうかくじょうきとう）

構成生薬 調胃承気湯［大黄，芒硝，甘草］，桃仁，桂枝　　［⊕ 傷寒論］
適応 下腹部痛，腹部の気鬱，便秘
ポイント この処方の本体は大黄，芒硝，甘草の組み合わせ部分（調胃承気湯）で，そこに下腹部の疼痛（少腹痛）を去る桃仁，気逆を主治する桂枝を配した処方です．元来，調胃承気湯は腹部の気鬱を主治する処方ですので，**下腹部痛と気逆を伴う場合**に対応して桃仁と桂枝の二者が加えられたということです．そのような症例があれば選択することができますが，大黄，芒硝はともに便秘を治す要薬ですので，実際の臨床では**少腹痛（例えば月経痛）と便秘があるとき**などに都合がよい処方として選択されます．

生薬DATA

牡丹皮（ぼたんぴ）

主治 ①下腹部の疼痛，不快感

ボタン科ボタンの根皮
薬性：散
守備範囲：下腹部

桃仁とほぼ同様の用いられ方をする生薬です．やはり，症状をもたらす原因は問われません．

六味丸（ろくみがん）

構成生薬 地黄，山茱萸（さんしゅゆ），山薬（さんやく），茯苓，沢瀉（たくしゃ），牡丹皮　　［⊕ 小児薬証直訣］

適応 腎虚の諸症状

ポイント いわゆる**腎虚**と呼ばれる症例に適応となる処方です．腎虚とは，多くの場合高齢者に現れる徴候を指しますが（**第5章-4参照**），そのなかに**排尿後の違和感などの下腹部不快感**が含まれます．この不快感を去る目的で牡丹皮が配合されます．この処方に桂枝，附子を加えれば八味地黄丸に，さらに牛膝，車前子を加えれば牛車腎気丸になります．

桂枝茯苓丸（けいしぶくりょうがん）

構成生薬 桂枝，茯苓，桃仁，牡丹皮，芍薬　　［⊕ 金匱要略］

適応 少腹痛，のぼせ，めまい

ポイント **桃仁・牡丹皮併用**の代表的処方です．桂枝＋茯苓の組み合わせはすでに解説したごとく常套的に用いられる手法で，いわゆる気逆によるめまい，のぼせを軽減するためのものです．そこに下腹部痛を去る桃仁，牡丹皮，さらに芍薬を加えた処方です．**気逆と下腹部痛（月経痛など）**があれば適応ですが，**気逆の所見がなくても選択することは可能**です（桂枝，茯苓が悪影響を及ぼすことは考えにくいため）．

第4章　主要な生薬と処方

大黄牡丹皮湯（だいおうぼたんぴとう）

[構成生薬] 大黄，芒硝，桃仁，牡丹皮，冬瓜子（とうがし） ［出 金匱要略］

[適応] 少腹痛，便秘

[ポイント] 桃仁，牡丹皮の二者を併用していることからして**下腹部痛が著しい**場合に選択されることが読み取れます．冬瓜子は化膿性疾患に用いられる生薬で，この処方は元来，虫垂炎に対して用いられたものです．現在では外科処置ができるので，虫垂炎全般に用いるということは考えにくいことですが，手術適応とならないようなケースでは使用のチャンスが生まれるのではないでしょうか．ここでの大黄・芒硝は腹部の張りを減ずる目的で配合されていますが，便秘に対して使用することも可能です．

症例へのアプローチ　大腸憩室炎

[考え方] 大腸憩室炎では，症状が現れれば抗生剤の投与が行われるのが通例と思われますが，何か漢方薬にできることはないでしょうか．平素便秘をしないように管理されるはずですが，どうせなら冬瓜子が配合され，少腹痛を減じる**大黄牡丹皮湯**を用いてはどうでしょう．

[必須となる身体所見] 特になし

腸癰湯（ちょうようとう）

[構成生薬] 桃仁，牡丹皮，薏苡仁，冬瓜子 ［出 千金方］

[適応] 少腹痛

[ポイント] 腸癰（ちょうよう）とは虫垂炎を意味していますが，その他の病態にも応用可能です．前述の大黄牡丹皮湯から大黄・芒硝を去り，化膿に対応して薏苡仁が配合されています．**少腹痛を認め，大黄・芒硝の配合が不要である場合**（便秘や腹部膨張感がない場合など）に適応となる処方です．

臨床のヒント　桃仁，牡丹皮は血流改善剤？

　桃仁，牡丹皮は駆瘀血剤（瘀血を散らすという意味）として紹介されることが多い生薬です．確かに，少腹（下腹部）に塊を触知する場合などに適応とされているので，そのような効果があるのかもしれません．しかし，その守備範囲が少腹（図4-13）に限られていることを忘れてはなりません．全身の血流を改善する薬として認識することは誤用につながってしまいます．漢方薬や生薬を考える場合，常に注意すべきは拡大解釈です．ちなみに古文書には，桃仁，牡丹皮が少腹の症状以外に使用されている記載は見当たりません．

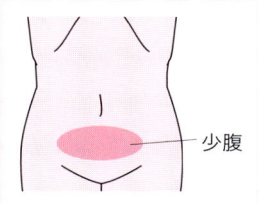

図4-13　少腹を守備範囲とする桃仁，牡丹皮

紅花　　〈生薬よもやま話〉

　紅花という植物は，食用油にもされるのでご存知の方も多いことでしょう．もともと鮮やかな黄色い花を付ける植物ですが，それならばなぜ紅なのか．じつは，この黄色い花を乾燥させると真っ赤になるため（裏表紙参照），このように命名されています．紅花は古くから染料としても用いられましたが，重要な生薬でもあります．紅花の主治は死血（血腫のこと）および腫痛を去ることにあります．通導散（紅花，蘇木，木通，当帰，大黄，芒硝，枳実，厚朴，陳皮，甘草）という処方がありますが，この処方の適応はまさに血腫で，部位を問わず用いることができます．また，腫痛とは読んで字のごとく「腫れて痛む」ことを意味します．治頭瘡一方（紅花，川芎，荊芥，連翹，防風，忍冬，蒼朮，大黄，甘草）という処方は腫れものに用いる処方ですが，ここに紅花を配合する目的は腫痛を去ること（腫れものは痛い）にあります．しかし，古代の人々はなぜ紅花に死血を去る効果があることをみつけることができたのでしょうか．それは臭いにヒントがありそうです．乾燥した紅花は血の臭いがするのです．

第4章　主要な生薬と処方

第4章 主要な生薬と処方

12 当帰と川芎

下腹部痛を主治し，補血に働く重要生薬

生薬DATA

当帰（とうき）

主治 ①下腹部痛（ただし血虚が原因の場合）
②皮膚病　③血虚

セリ科トウキの根
薬性：補
守備範囲：下腹部，皮膚

当帰は婦人病などに広く用いられる重要な生薬です．

主治①の下腹部痛ですが，これは主として婦人の不正出血や産後の悪露などを伴う場合の疼痛を主治するということで，どのような下腹部痛にも用いることができるという意味ではありません．東洋医学用語である血虚とは栄養不足による組織の損傷のことを意味しますが（**第2章-3-2**参照），月経不順，不妊症なども子宮に十分な栄養がもたらされないことによって引き起こされる病態と考えます．そこに当帰で栄養を与え，結果的に下腹部痛を減じようとするものです．当帰は次に紹介する川芎とよく似た作用をもつ生薬で，ゆえに当帰と川芎はよく併用されます．

主治②の皮膚病とは，肌荒れや切り傷など，皮膚のトラブル全般に用いるというものです．

主治③に血虚とあるのは，全身各所における血虚所見に対して用いられるもので，これは当帰単独ではなく，当帰・川芎・芍薬・地黄の四者（時に三者）の組み合わせを用いるという手法です．詳しくは，**第5章-3**をご覧ください．

加味逍遙散（かみしょうようさん）

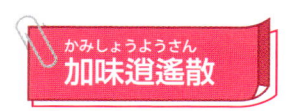

構成生薬 当帰，芍薬，柴胡，薄荷，茯苓，蒼朮，生姜，甘草，牡丹皮，山梔子　［⊕ 和剤局方］

適応 気逆

ポイント 当帰から甘草までが逍遙散，そこに牡丹皮と山梔子を加味したものが加味逍遙散です．逍遙とは，物事が定まらないさまを表現する言葉で，まさに愁訴が不定であるものがこの処方の適応者であることを意味しています．その原因は気逆や気鬱の混在したものであることが多く，**更年期障害**をはじめとして**冷えのぼせ**などに多用される処方です．当帰を配した処方ではありますが，主体は柴胡，薄荷，茯苓，山梔子といったもので，全体として**気剤としての性質が主**であることをご理解ください．

> **臨床のヒント　不定愁訴とは**
>
> 　不定愁訴という言葉はまま使用される用語ですが，本来は愁訴が不定であるという意味であるはずです．しかし，「言っている意味がわからない」，「訴えている症状がどの疾患にもあてはまらない」など，医師の都合で用いられていることもあるようです．加味逍遙散の適応はまさに不定愁訴ですが，その本来の意味から適応を考えるべきものと思われます．

当帰建中湯（とうきけんちゅうとう）

構成生薬 当帰，桂枝加芍薬湯［桂枝，芍薬，生姜，大棗，甘草］　［⊕ 金匱要略］

適応 腹痛

ポイント 腹痛，しぶり腹を主治する桂枝加芍薬湯に，少腹痛を主治する当帰を配合した処方です．建中湯類（第5章-1参照）の1種であり，建中湯類全体のなかでどのような特徴をもつ処方なのかをご理解ください．

生薬DATA

川芎（せんきゅう）

主治 ①下腹部痛（ただし血虚が原因の場合）
②頭痛　③血虚

セリ科センキュウの根茎
薬性：補
守備範囲：下腹部，頭

　川芎も当帰同様，血虚を原因とする下腹部痛を主治します．この用い方の場合には，ほとんどの処方で当帰と川芎は併用されます．②の頭痛は当帰にはない主治です．古来，川芎は単独で頭痛に用いられていました．この場合の頭痛はかぜによるものや慢性的なものを指しており，発作的な頭痛を主治するわけではありません．③の血虚に対する用いられ方も当帰と同様で，補血剤を構成する要素として働きます．

川芎茶調散（せんきゅうちゃちょうさん）

構成生薬　川芎，茶葉，白芷，羌活，荊芥，防風，薄荷，香附子，甘草
[⊕ 和剤局方]

適応　頭痛

ポイント　川芎の主治のうち，頭痛を減じる作用を利用した処方です．いわゆる**かぜ**によるものや，**慢性的な頭痛**に対して適応をもちます．発作的に出現する気逆による頭痛には呉茱萸湯が用いられ，区別する必要があります．

当帰芍薬散（とうきしゃくやくさん）

構成生薬　当帰，川芎，芍薬，白朮，茯苓，沢瀉　　[⊕ 金匱要略]

適応　月経痛，不妊症，産後のケア

ポイント　当帰，川芎併用の代表的処方です．腹痛を主治する芍薬が配合され，さらに利水剤である白朮，茯苓，沢瀉が加えられています．気血水という概念を用いて説明すれば，血虚と水毒の両方を治したい場合に適応になるということになります．具体的には婦人に用い

られることが大半の処方で，**下腹部の痛み（月経痛など）や産後のケア**に用いられます．また，妊婦にとって安全な生薬のみから構成されており，胎児に栄養を与えるという考え方から妊娠安胎薬としても用いられました．

温経湯（うんけいとう）

構成生薬 当帰，川芎，芍薬，牡丹皮，桂枝，呉茱萸，生姜，半夏，人参，阿膠（あきょう），麦門冬，甘草　［出 金匱要略］

適応 月経痛，月経不順，精神不安定

ポイント 当帰芍薬散同様，**当帰，川芎，芍薬の組み合わせ**をもつ処方です．そこに人参，阿膠，麦門冬，甘草という滋潤性に富んだ生薬を配合し，**身体の乾き**に対応しています．出典である金匱要略には「永らく続いた下痢を原因として身体が渇いた場合に用いよ」とありますが，そのようなケースはまれでしょう．しかし，これらの生薬には**気分を安定**させる働きもあります．よって，**更年期障害**などで不安感などから精神が不安定になった場合に応用することもできます．桂枝，呉茱萸は気逆に対応し，半夏，生姜も気逆による嘔気に対応しています．**月経不順**などの婦人病において，**精神不安定**な状態が現れる症例に応用可能となる処方です．

女神散（にょしんさん）

構成生薬 当帰，川芎，黄連，黄芩，香附子，檳榔子（びんろうじ），木香（もっこう），丁子（ちょうじ），桂枝，人参，蒼朮，甘草　［出 浅田家方］

適応 気鬱

ポイント **当帰，川芎の組み合わせ**をもつ処方ですが，主体は黄連から桂枝までの気鬱を晴らす生薬にあります．上述の温経湯同様，更年期時の精神的問題に対応するのに都合のよい生薬配列になっていますが，温経湯が気逆に用いられるのに比較し，女神散は気鬱に選

択されるという違いがあります．ただし，当帰，川芎は基本的に血虚に対して配合されているわけなので，特に更年期でなくとも**月経痛や月経不順**の症例で**気鬱**を伴っていれば使用することができます．

> **臨床のヒント　散薬は香りが大切**
>
> 「漢方薬の剤型」（p.32）でもふれましたが，基本的に散と名のつく処方は芳香成分の効果を計算に入れたものがほとんどです．上記の女神散には桂枝，檳榔子，木香など，よい香りで気分を晴らす生薬が配合されるため，散薬として用いるのが有利というわけです．

四物湯（しもつとう）

構成生薬　当帰，川芎，芍薬，地黄　　［⊕ 和剤局方］
適応　**血虚**
ポイント　当帰，川芎，芍薬，地黄という補血に用いられる代表的生薬のすべてを併せた処方です．**補血**をする場合の基本骨格であり，多くの処方の元となっている重要な処方です．第5章-3に関連処方を解説してあります．

> **臨床のヒント　下腹部痛を主治する生薬には2通りある**
>
> 　下腹部の疼痛を治療する場合には，当帰・川芎と桃仁・牡丹皮という2通りの選択肢があります．当帰・川芎は基本的に補血（血虚を治すという意味）の生薬ですので，下腹部痛の原因が血虚である場合に選択されます．これに比較し，桃仁・牡丹皮は下腹部痛の原因を問いません．臨床では，下腹部痛の原因が血虚であると考えられる場合には当帰・川芎を，そうでない場合には桃仁・牡丹皮を選択します．しかし，妊婦の場合にははじめから当帰・川芎の組み合わせが選択されます．安胎薬として使えるというほかに，桃仁の薬性が「降」であることから，妊婦への使用がためらわれるからです．

症例へのアプローチ　月経痛

[考え方] 月経痛は少腹痛の一部ですので，当帰・川芎，あるいは桃仁・牡丹皮のどちらかを用いることになります．また，月経不順は血虚の1つの症状ととれますので，当帰・川芎の組み合わせを選択します．しかし，血虚があるからといって桃仁・牡丹皮を選択してはいけないということではありません．臨床ではどちらの組み合わせを選択すべきか悩むケースは多々あり，実際に治療してみて効果のある方を継続することもよくあることです．また，両方の手法を同時に選択することも可能です．

[必須となる身体所見] 血虚の所見の有無の確認

臨床のヒント　漢方薬は長く飲まないと効かない？

漢方薬に対するイメージとしてこのようなことが言われることがありますが，果たして本当なのでしょうか．麻黄附子細辛湯などは，内服後30秒くらいから効果が現れます．芍薬甘草湯の効果発現までは，平均6分という研究結果もあります．第一，切羽詰った状態で用いる薬剤が長く飲まなければ効かないのであれば，そもそも薬剤としては不適格です．このような言われ方をする処方のほとんどは当帰，川芎などを含む，いわゆる血虚症状を適応とするものです．なぜか，それはもともと血虚の改善とは非常に時間のかかるものであり，だから長期使用が前提だからです．ゆえに配合される生薬は長期に内服可能なものばかりが選択されています．

生薬には短期で効くものも、じわっと効くものもある

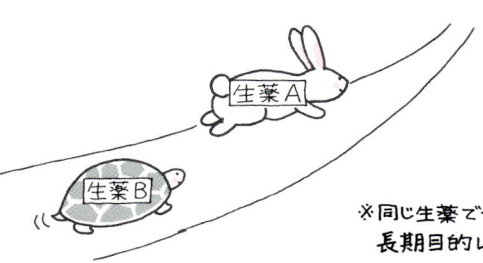

※同じ生薬でも、短期目的に使う時もあれば長期目的に使う時もあります

第4章　主要な生薬と処方

第4章 主要な生薬と処方

13 地黄

加工の仕方により三種の用い方が可能な生薬

生薬DATA

地黄（じおう）

主治 ①身体の乾き　②血虚　③熱

ゴマノハグサ科ジオウの根茎
薬性：補
守備範囲：全身

　地黄は，その用いられ方に特徴のある生薬です．それは加工によって性質の強調点に違いが生じ，目的によって使い分けられるというものです．表4-3にあるように，地黄には3通りの用い方があり，それぞれ用途は異なります．主治①には乾地黄を用いることが合目的的と言うことができます．主治②には熟地黄が用いられますが，この場合には当帰・川芎・芍薬・地黄の四者（時に三者）の組み合わせを用いるという手法がとられます（第5章-3参照）．主治③には生地黄が用いられるべきと考えられますが，現在の流通形態から考えて現実的な用い方とは考えられません．

　また，地黄は胃腸障害をもたらすことがあります．その場合，無理をして継続しても益は少ないため，投与量を減じるなどの工夫をする必要があります．

表4-3　地黄の3通りの用い方

	生地黄	乾地黄	熟地黄
加工方法	加工せず	乾燥	酒で蒸し，天日で乾燥
用途	清熱	滋潤	補血

1 身体の乾きを潤す目的で配合されている処方

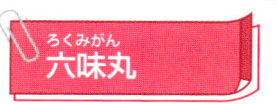

六味丸（ろくみがん）

構成生薬 地黄，山茱萸，山薬，沢瀉，茯苓，牡丹皮　　［⊕ 小児薬証直訣］

適応 腎虚の諸症状

ポイント 六味丸の別名は六味地黄丸で，地黄が不可欠な処方であることを物語っています．ここでの地黄は山薬，山茱萸と併用され，**身体に水をためる力**をつけさせることを目的として使用されています．ちなみに，六味丸の使用目標として書かれている「手足のほてり」とは身体が乾いたことによる症状を意味しています．

2 補血を目的として配合されている処方

四物湯（しもつとう）

構成生薬 当帰，川芎，芍薬，地黄　　［⊕ 和剤局方］

適応 血虚

ポイント 配合される生薬はいずれも補血に働き，すべての補血薬の基本骨格となる処方です．第5章-3にそのアレンジが詳記してあります．

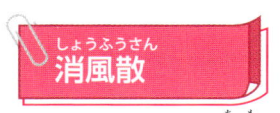

消風散（しょうふうさん）

構成生薬 石膏，知母（ちも），荊芥，防風，苦参，牛蒡子（ごぼうし），地黄，当帰，蒼朮，木通，胡麻（ごま），蝉退（せんたい），甘草　　［⊕ 外科正宗］

適応 熱をもった皮膚炎

ポイント 清熱剤，排膿剤が配され，**湿疹や皮膚炎**に選択される処方です．ここでの地黄は熟地黄（じゅくじおう）を用いると記載されています．すなわち，**傷創治癒（つまり補血）**の目的で配されているということです．

症例へのアプローチ 皮膚疾患

[考え方] 皮膚疾患にしばしば紹介される処方には以下のようなものがあります．

排膿散及湯：桔梗，枳実，芍薬，生姜，大棗，甘草

十味敗毒湯：桔梗，荊芥，防風，柴胡，川芎，独活，樸樕，生姜，茯苓，甘草

清上防風湯：黄連，黄芩，山梔子，荊芥，連翹，桔梗，川芎，浜防風，白芷，薄荷，枳実，甘草

消風散　　：石膏，知母，荊芥，防風，苦参，牛蒡子，地黄，当帰，蒼朮，木通，胡麻，蝉退，甘草

当帰飲子　：当帰，川芎，芍薬，地黄，荊芥，防風，蒺梨子，何首烏，黄耆，甘草

温清飲　　：四物湯，黄連解毒湯

荊芥連翹湯：四物湯，黄連解毒湯，柴胡，荊芥，連翹，防風，白芷，薄荷，桔梗，枳実，甘草

治頭瘡一方：荊芥，連翹，防風，川芎，忍冬，紅花，蒼朮，大黄，甘草

　これらの処方を比較してみると，共通に配合されている生薬あるいは生薬の組み合わせがあることに気づきます．

- 排膿を目的として用いられる**桔梗**，**枳実**，**荊芥**，**連翹**，**防風**
- 清熱を目的として用いられる**黄連**，**黄芩**，**黄柏**，**山梔子**（すべて配合すれば黄連解毒湯）
- 補血を目的として用いられる**当帰**，**川芎**，**芍薬**，**地黄**（すべて配合すれば四物湯）
- 瘙痒を鎮める目的で用いられる**薄荷**，**蒺梨子**

などです．それぞれの処方の特徴は，当然のことながら配合されている生薬によって決まるわけですので，**疾患名ではなく状態に合わせて選択する**ことが処方の鑑別につながります．

[必須となる身体所見] 局所の状態の確認

3 清熱を目的として配合されている処方

炙甘草湯（しゃかんぞうとう）

構成生薬 炙甘草, 人参, 大棗, 麦門冬, 地黄, 阿膠, 麻子仁, 桂枝, 生姜
[出 傷寒論]

適応 脱水による動悸

ポイント 感染症などによる大量の発汗によって脱水傾向となり，結果として招来される動悸を鎮めるために用いられる処方です．炙甘草をはじめとする滋潤性に優れた生薬が多く配されています．ここでの地黄は清熱と滋潤の両方の薬能が期待されていますが，原典には生地黄を用いよと記載されています．

竜胆瀉肝湯（りゅうたんしゃかんとう）

構成生薬 地黄, 当帰, 木通, 黄芩, 山梔子, 竜胆, 車前子, 沢瀉, 甘草
[出 薛氏十六種]

適応 下半身の腺病, 尿道炎

ポイント 原典には生地黄を用いると記載されています．適応からして地黄の配合は明らかに**清熱**が目的であると理解されます．

生薬よもやま話

修治

　地黄は加工により3種類の用い方があり，それぞれに特徴を発揮します（表4-3）．このように生薬原料に手を入れることを修治（しゅうじ）といいます．修治には天日干し，酒で蒸す，熱を加えるなどがあり，古来から目的に合わせた加工が試みられてきました．すべて経験だけから得られた技術ですが，昔から人は薬に多くの助けを求めて生きてきたことが伺い知れます．

第4章 主要な生薬と処方

14 大黄と芒硝

下剤としてだけではなく気をも扱う二種

生薬DATA
大黄(だいおう)

主治 ①便秘　②気鬱　③瘀血　④熱のこもり

タデ科ダイオウの根茎
薬性：寒，瀉，燥
守備範囲：腹部

　大黄は代表的な瀉下剤であり，いわゆる下剤として多用されます．しかしながら，瀉下のみならず気の鬱屈（つまり気鬱），血の鬱滞（つまり瘀血），熱のこもり（鬱熱とも表現します）を軽減する目的でも用いられることを忘れてはなりません．つまり，大黄は食，気，血，熱の実（過剰）を主治しているということです（図4-14）．

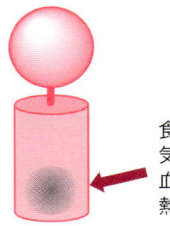

食の実（便秘）
気の実（気鬱）
血の実（瘀血）
熱の実（鬱熱）

図4-14　大黄の主治
過剰であることを実と表現します．大黄は，食，気，血，熱の過剰を軽減するために用いられます．ただし，そのいずれも腹部の場合に限ります．

大黄甘草湯(だいおうかんぞうとう)

構成生薬　大黄，甘草　　［⊕ 金匱要略］
適応　便秘，嘔吐
ポイント　食中毒などで下痢や嘔吐が出現した際，腹中の要因を大黄で下し，下痢嘔吐によって喪失した体液を甘草で補うべく組み合わされた処方です．しかし現在では単なる便秘か，あるいは何かしらの処方に大黄を加味したい場合に用いられることがほとんどでしょう．

生薬DATA

芒硝（ぼうしょう）

主治 ①便秘 ②気鬱 ③瘀血 ④熱のこもり

硫曹石（硫酸ナトリウム，他に硫酸マグネシウム，硫酸カルシウムを微量含む）
薬性：寒，瀉，潤
守備範囲：腹部

　芒硝の主治は，大黄のそれと同じと考えていただいてよろしいでしょう．しかし，両者には決定的な相違があります．それは，大黄の薬性が燥であるのに対して，芒硝の薬性が潤であるということです．これは西洋薬で下剤として用いられるセンノシド（大黄に含まれる）と酸化マグネシウム（働きとしては硫酸ナトリウムとほぼ同じ）の機序の違いからイメージしていただければご理解いただけるでしょう．センノシドは大腸を刺激して峻下作用をもたらしますが，酸化マグネシウムは腸管内での水の再吸収を抑えることで便に水分を与え薬能を発揮します．生薬でも同様に考えることができ，腸内部の水分が不足しているようなら，芒硝を選択することになります．

調胃承気湯（ちょういじょうきとう）

構成生薬 大黄，芒硝，甘草　　［出 傷寒論］

適応 便秘，腹部膨満

ポイント 大黄甘草湯に芒硝を加味した処方です．潤性である芒硝を加えることにより，便が乾いて出にくい場合に対応しています．

臨床のヒント

大黄と芒硝が配合されるとなぜ承気湯と呼ばれるのか

　調胃承気湯，大承気湯，桃核承気湯など，承気湯という名が付けられる処方があります．これらはみな大黄と芒硝を配したものですが，どうしてそのような命名がなされるのでしょう．それはこの組み合わせが単なる下剤としてだけではなく，気鬱を晴らす目的でも用いられるからです．図4-10にあるように，気鬱に対して用いられる生薬は，気が鬱屈した部位によって異なります．大黄と芒硝は腹部の気鬱に対して用いられ，「気を承る」ということで承気湯と呼ばれるのです．

大承気湯（だいじょうきとう）

構成生薬 大黄，芒硝，枳実（きじつ），厚朴（こうぼく） ［⊕ 傷寒論］

適応 便秘，心下部から腹部にかけての気鬱

ポイント 調胃承気湯と同様，便秘を治療することだけが本来の目的ではなく，**心下部から腹部にかけての気鬱を減ずる**ことを意図として用いられる処方であることを理解する必要があります．また，感染症によって**裏（要するに腹部）に熱がこもった場合**に，それを取り去る目的でも用いることができます．裏に熱がこもるとは，具体的には脱汗などにより**身体が乾き**，結果として**便の出が悪くなった場合**ということです．大黄だけではなく，芒硝も必要とされる意味合いがここに現れます．

桃核承気湯（とうかくじょうきとう）

構成生薬 大黄，芒硝，甘草，桃仁，桂枝 ［⊕ 傷寒論］

適応 下腹部痛，腹部の気鬱，便秘

ポイント 承気湯の骨格に下腹部の疼痛を去る桃仁，気逆を主治する桂枝を配した処方です．

臨床のヒント　漠然とした気鬱

気鬱の症例のなかにはどこに症状が現れているのか，漠然としていて部位がわからないことがあります．「何となく気が晴れない」といったようなものです．このようなケースでは，部位別に生薬をあてることができません．そのような場合には，よい香りをもつ発散性の生薬を用いて偏在した気を散らす方法がとられます．代表的な処方に香蘇散（こうそさん）（香附子，紫蘇葉，陳皮，生姜，甘草）があります．いずれも強力な生薬ではありませんが，その分，有害事象などを考えずに用いることができるため臨床では有用です．

症例へのアプローチ 便秘

[考え方] 便秘は日常診療のなかで最も扱うことの多い病態の1つでしょう．漢方薬を使って治療をする場合の手順を考えてみます．

まず，便秘を改善するためにどの生薬を用いるかを考えます．通常，大黄あるいは芒硝が選択されるケースが多いでしょう．大黄だけを用いるのか，あるいは大黄と芒硝を併用するのかは，**便に水を与える必要があるか否か**から決めていきます．つまり，**便が硬くて出にくいなどという所見があれば芒硝の併用**を考えます．ただし，大黄と芒硝の組み合わせは最強のセットですので，そこまで強力に瀉下をしたくはない場合には，芒硝を麻子仁（やはり腸に水を与えます）などに入れ替えて用います．大黄，あるいは芒硝を含む処方を列記してみます．

大黄甘草湯：大黄，甘草
調胃承気湯：大黄，芒硝，甘草
大承気湯：大黄，芒硝，枳実，厚朴
桃核承気湯：大黄，芒硝，甘草，桃仁，桂枝
麻子仁丸（ましにんがん）：大黄，杏仁，麻子仁，枳実，厚朴，芍薬
潤腸湯（じゅんちょうとう）：大黄，甘草，地黄，杏仁，桃仁，麻子仁，枳実，厚朴，黄芩，当帰
桂枝加芍薬大黄湯（けいしかしゃくやくだいおうとう）：大黄，桂枝，芍薬，生姜，大棗，甘草

それぞれの生薬の特徴を上手に利用して症例ごとに対応します．また，特に高齢者によくあることですが，身体全体が乾いていることが便秘の原因であることがあります．そのような場合，大黄も芒硝も用いず，地黄（滋潤の能がある）のみを用いただけで便秘が解消されることはよく経験されることです．**八味地黄丸**などが処方として選択されます．

臨床のヒント　気の異常は日常生活に原因あり

　世界のトップアスリートが集うオリンピック．活躍した選手へのインタビューでよく耳にする言葉に「声援が後押しをしてくれた」というものがあります．何もオリンピックに限ったことではなく，われわれの日常でもそのようなことは経験されます．この後押しがまさに気の力ということなのですが，そのように考えれば目に見えない力でもイメージしやすいのではないでしょうか．同じように，気の異常をもたらす原因は毎日の生活のなかにあります．誰でも自分のことに置き換えてみればわかるとおり，本来，気の異常はその原因が取り除かれなければ解決しないもの．薬の作用はあくまでも手助けと考えるべきでしょう．

仁のつく生薬　　　　　　　　　　　　　　　　　　　生薬よもやま話

　生薬の名前にはいろいろな意味が込められていますが，そのなかに「仁」という文字があてられているものがあります．桃仁，杏仁，麻子仁などがそれにあたります．仁とは種という意味で，いずれも植物の種子を用いている場合につけられますが，これらには共通した性質があります．油分を多く含んでいることが理由と考えられますが，いずれも腸を潤し，便の排泄を助ける方向に働くというものです．

第4章 主要な生薬と処方

15 石膏

鉱物性生薬の代表．清熱以外にも用い方がある

生薬DATA

せっこう
石 膏

主治 ①煩渇

含水硫酸カルシウム
薬性：寒，瀉，潤
守備範囲：全身

　石膏には，主に2通りの用い方があります．脱水に用いる方法と，麻黄と組み合わせる方法です．主治の煩渇とは，脱汗などにて脱水傾向となり，強い口渇や舌の乾燥が現れた状況を意味しています．この場合，石膏は人参と組み合わされ用いられます．もう1つの用い方は麻黄との組み合わせです．この場合には，麻黄の排水方向を決めるための配合（p.79 図4-1）と考えられます．

1 人参との組み合わせ

びゃっこかにんじんとう
白虎加人参湯

構成生薬 石膏，知母（ちも），人参，粳米（こうべい），甘草　　［出 傷寒論］

適応 脱水と発熱

ポイント **感染症による大量発汗**や**熱中症**のような状況で**脱水傾向となり，発熱も伴う場合**に有効な処方です．人参は体液の不足を補う働きをし，粳米，甘草がそれを助けます．また，石膏と知母の組み合わせは強力な清熱作用をもつので，結果として脱水と発熱に対応することができるように仕上げられています．補液の設備がなくても対応できる方法として有用であり，現代でも十分価値を発揮する処方といえます．

2 麻黄との組み合わせ

麻杏甘石湯（まきょうかんせきとう）

構成生薬 麻黄，杏仁，石膏，甘草　　［⊕ 傷寒論］

適応 表熱，浮腫

ポイント 麻黄は排水を行う生薬ですが，排水の方向性には2通りが存在します．すなわち，表に向かうものと裏に向かうものです．麻黄は表に向かって排水する（すなわち発汗）場合には桂枝と組み，裏に向かって排水する場合には石膏と組みます（p.79 図4-1）．この場合の石膏の働きは排水の方向を決めることが第一の目的で，必ずしも清熱を意図しない場合もあります．むろん，石膏の薬性は寒ですので，表に熱があれば好都合ということにはなります．この組み合わせは**浮腫を去る**能力に長けているため，**喘息発作時の気管の浮腫を軽減**する目的で用いられます．現在では喘息の適応のみをもちますが，もともとは表皮の浮腫を去ることを目的として用いられたり，石膏の清熱作用を利用して腫脹した皮膚炎，痔核などにも用いられました．

越婢加朮湯（えっぴかじゅつとう）

構成生薬 麻黄，石膏，蒼朮，生姜，大棗，甘草　　［⊕ 金匱要略］

適応 表熱，浮腫

ポイント 麻杏甘石湯同様に麻黄と石膏の組み合わせを用いた処方です．生姜，大棗，甘草という胃薬がセットされているのが特徴で，麻杏甘石湯と同じ目的で用いるものであっても，**長期使用に耐えられる**かたちに仕上げられています．この場合の石膏も麻黄による排水の方向を決めるための配合であり，必ずしも清熱が必要な場合だけに適応となるわけではありません．よって，単に浮腫を軽減する目的で用いても，加えて清熱も行う目的で用いても問題はありません．

第5章

グループをなす処方群

漢方薬は基本骨格となる生薬の組み合わせにさらにいくつかの生薬を重ねることでバリエーションを増やしていきます．これらはグループをなす処方群として認識することができます．この場合，まずは基本骨格となる処方の働きを確認し，さらに加えられる生薬が何を目的として配合されるかを理解すれば，複数の処方の共通点や違いを把握することができます．

第5章 グループをなす処方群

1 建中湯類

桂枝加芍薬湯を基本とする処方群

　桂枝加芍薬湯を基本骨格とする処方群があります．桂枝加芍薬湯は腹痛，しぶり腹に適応をもつ処方で，そこにさまざまな生薬を加味することでグループ（建中湯類）が形成されます（表5-1）．

表5-1　建中湯類

桂枝加芍薬湯	桂枝，芍薬，生姜，大棗，甘草
小建中湯	桂枝，芍薬，生姜，大棗，甘草，膠飴
当帰建中湯	桂枝，芍薬，生姜，大棗，甘草，当帰
黄耆建中湯	桂枝，芍薬，生姜，大棗，甘草，膠飴，黄耆
桂枝加芍薬大黄湯	桂枝，芍薬，生姜，大棗，甘草，大黄

けいしかしゃくやくとう 桂枝加芍薬湯

[構成生薬] 桂枝，芍薬，生姜，大棗，甘草　　　［出 傷寒論］
[適 応] 腹痛，しぶり腹
[ポイント] この処方に配合される生薬の種類は桂枝湯と同じです．桂枝湯には芍薬が配合されていますが，その**量を1.5倍**にしたのがこの処方（つまり桂枝加芍薬湯＝桂枝湯加芍薬）です．桂枝湯はさまざまな目的で使用される基本処方ですが，腹痛を去る芍薬を増量することで，腹部症状に特化した処方に仕上げたということになります．桂枝加芍薬湯および類縁処方にある腹部症状とは疼痛，下痢，便秘のいずれをも含みます．**腹の動きを調節し，疼痛を去る処方**とご理解ください．

小建中湯 (しょうけんちゅうとう)

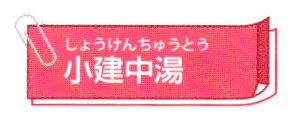

構成生薬 桂枝加芍薬湯［桂枝，芍薬，生姜，大棗，甘草］，膠飴　［⊕ 傷寒論］

適応 精神的要因を伴う腹部症状

ポイント 桂枝加芍薬湯に膠飴を加味した処方です．膠飴は甘く，精神を落ち着かせ不安を減じる作用をもちます．精神的な問題から腹部に症状をきたす例は古来から多かったからこそ，このような処方が存在するのでしょう．

症例へのアプローチ：過敏性腸症候群

［考え方］ 器質的には異常を認めず，機能や分泌に問題がある病態として規定される過敏性腸症候群ですが，その背景に精神的要因が関与しているであろうことは広く知られているところです．下痢や便秘が交代で出現したり，腹痛，腹部膨満も現れます．漢方処方のなかでは建中湯類の適応と考えられ，特に膠飴を配した**小建中湯**は有利に働くものと推測されます．しかし，過敏性腸症候群の精神的背景はさまざまであり，これを東洋医学の尺度で観察すると，**気鬱**の症例も多く存在するはずです．このような場合，膠飴のみでは解決は難しく，他に気鬱をさばく生薬，処方も必要となります．一剤での対応では困難な場合も多く，症例の状態によって処方を組み合わせて対応することが必要となるケースもしばしば認めます．

［必須となる身体所見］ 特になし

当帰建中湯 (とうきけんちゅうとう)

構成生薬 桂枝加芍薬湯［桂枝，芍薬，生姜，大棗，甘草］，当帰
　　　　　［⊕ 傷金匱要略］

適応 腹部症状

ポイント 小建中湯に当帰を加えた処方です．当帰は少腹痛（下腹部痛）を主治しますので，建中湯のいずれかを用いようとした場合に，**下腹部の疼痛**が目立てば選択されることになります．

おうぎけんちゅうとう
黄耆建中湯

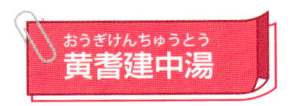

構成生薬 桂枝加芍薬湯 [桂枝, 芍薬, 生姜, 大棗, 甘草], 膠飴, 黄耆　　[⊕ 金匱要略]

適応 腹痛

ポイント 小建中湯に黄耆を加えた処方です．黄耆はいわゆる**寝汗**を主治する生薬で，感染症や精神的要因から寝汗も認められている場合に適応となります．

けいしかしゃくやくだいおうとう
桂枝加芍薬大黄湯

構成生薬 桂枝加芍薬湯 [桂枝, 芍薬, 生姜, 大棗, 甘草], 大黄　　[⊕ 傷寒論]

適応 腹部症状を伴う便秘

ポイント 本来は，食中毒などを原因として腹痛が発生した場合に適応となる処方です．大黄を配合する意味は，腹中の原因物質を外に排除するためです．しかし，現在ではそのようなケースに投与することはまれでしょう．下剤を使うと腹痛が起こる，しかし便秘もある，などという場合によい適応となるのではないでしょうか．

とうきしぎゃくかごしゅゆしょうきょうとう
当帰四逆加呉茱萸生姜湯

構成生薬 桂枝加芍薬湯 [桂枝, 芍薬, 生姜, 大棗, 甘草], 当帰, 細辛, 呉茱萸, 木通　　[⊕ 傷寒論]

適応 冷えを伴う腹痛

ポイント 建中湯類には分類されていませんが，桂枝加芍薬湯に身体を温める生薬を配合したかたちになっています．古文書には，「冷えて腹が差し込んだときに用いよ」と書かれています．冬場など，このような症状を訴える症例（主に女性）には重宝する処方です．

臨床のヒント　処方名に付けられた大小の意味

建中湯の建中とは，「中（腹）を建て直す」というような意味なのでしょ

う．この名をもつ処方は基本的に桂枝加芍薬湯のアレンジなのですが，唯一その限りではない処方があります．それが大建中湯（山椒，人参，乾姜，膠飴）です．しかし，大建中湯も冷えて腹の動きが止まり，腹痛や腹部膨満感が出現した場合に選択される処方ですので，確かに建中のための処方といえます．この建中湯類には小建中湯という処方もありますが，処方名の頭に付けられた大小とはいったい何を意味しているのでしょうか．それは治療のスピードを表わしていると解釈できます．切羽詰まっていて即効性が求められる場合には「大」を，少々時間に余裕のあるケースでは「小」を選択するという具合です．建中湯類とはジャンルが違いますが，大小の名が付くものには大柴胡湯と小柴胡湯，大青竜湯と小青竜湯，大承気湯と小承気湯（一部保険収載外）などがあります．

臨床のヒント　桂枝湯の構成生薬がもつ特性

　感染症の漢方治療にとってバイブルのような存在である傷寒論という本には，多くの処方が紹介されています．その処方を構成している生薬もさまざまですが，傷寒論に登場する生薬を頻度順に挙げてみると，最多使用される5つの生薬は桂枝，芍薬，生姜，大棗，甘草で，桂枝湯の構成生薬に合致します．すなわち，桂枝湯は最頻用生薬からなる処方ということができ，よって漢方処方の基礎ともいわれます．

　この桂枝湯は実に幅広い用いられ方をする処方ですが，その理由は構成している5つの生薬にあります．まず，この5つの生薬のうち芍薬，生姜，大棗，甘草は裏を主治しています．桂枝湯は表寒に用いる代表的処方ではありますが，じつは表を主治している生薬は桂枝ただ1つなのです．同じ表寒に用いられる麻黄湯は麻黄，杏仁，桂枝，甘草からなりますが，麻黄，杏仁，桂枝の3者が表を，甘草のみが裏を主治します（図5-1）．どちらの処方がより表向きにつくられているかは一目瞭然です．実際，感染症が起こり，表寒のステージに突入した早い時期には麻黄湯が選択され，ある程度時間が経過してから桂枝湯が用いられます．

　さて，表寒で治まらず，次のステージである半表半裏の熱まで進行してしまえば，必要な生薬は柴胡へと切り替わります．処方でいえば小柴胡湯の出番です．ここまでの経過を図にしてみましょう（図5-2）．柴胡桂枝湯は桂枝湯と小柴胡湯の合方ですが，なぜこのような処方が存在するのかは経過から考えれば理解することができます．また，麻黄湯と

第5章　グループをなす処方群

小柴胡湯の合方が存在しない理由もご理解いただけるはずです．
　さらに，桂枝湯には別の顔もあります．それは，桂枝の守備範囲が表だけではないことに理由があります．桂枝は健胃生薬としても用いられるし，腹部を温める作用ももちます（第4章-2参照）．つまり，桂枝は裏も主治することができるため，桂枝の守備範囲を裏と考えれば，桂枝湯はその構成生薬のすべてが裏を主治していることとなり，全体として裏向けの処方ということができることになります．この特性を活用したのが桂枝加芍薬湯であり，そこから派生する建中湯類なのです．桂枝湯という基本処方を学ぶことで，生薬の薬能，薬性はもちろん，その守備範囲を理解することがいかに重要であるかがわかります．

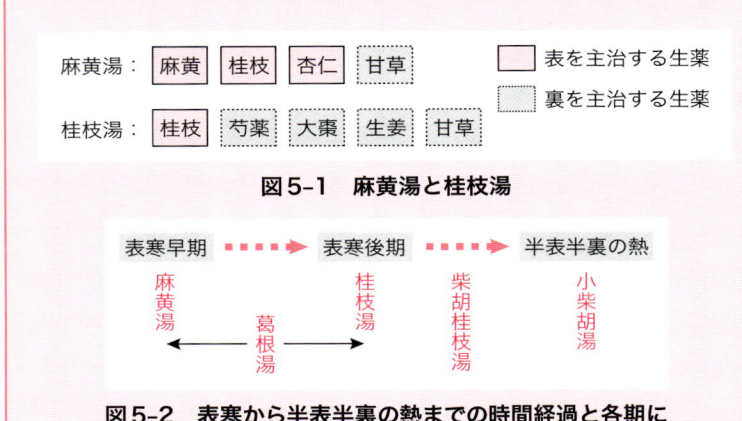

麻黄湯： 麻黄 桂枝 杏仁 甘草　　□ 表を主治する生薬
桂枝湯： 桂枝 芍薬 大棗 生姜 甘草　■ 裏を主治する生薬

図5-1　麻黄湯と桂枝湯

表寒早期 ━━▶ 表寒後期 ━━▶ 半表半裏の熱
麻黄湯　　　　桂枝湯　　　柴胡桂枝湯　小柴胡湯
　　←──葛根湯──→

図5-2　表寒から半表半裏の熱までの時間経過と各期に対応する処方

心とお腹

　洋の東西を問わず，古くから心とお腹には深い関係があると考えられていた．東洋には「断腸の思い」などという表現がある．西洋には「ガッツがある」という表現があるが，このgutsとは腸を意味するし，医学用語schizo-phreniaのphreniaは横隔膜を指す．原始動物の神経系の進化を追うことから，中枢神経は消化管の神経節が発達し形成されていくという説も唱えられている．心の問題が消化器官に影響を与えることは確かだし，珍しいことでもない．ヒトの性質はそう簡単に変わるものではない．なのであれば，古代からの知恵が役に立つ場面も相応にあると考えられよう．

第5章 グループをなす処方群

2 補気剤

四君子湯を基本とする補気剤の数々

気力の衰えた状態である気虚に対応する処方の一群です．気の取り込みは消化器官で行われると考え，消化吸収能力の低下を改善する四君子湯およびそこから派生した処方群（表5-2）で解決を図ります．

しくんしとう
四君子湯

構成生薬 人参，茯苓，蒼朮，甘草（生姜，大棗）　[⊕ 和剤局方]

適応 脾虚，気虚

ポイント 適応の脾虚とは，**消化吸収機能が低下した状態**を意味します．日々，気を消耗しながら生きているわれわれですが，不足しないでいられるのは補給ができているから．その補給とは消化吸収にほかなりません（p.166「五臓の中心に脾あり」参照）．だから，補脾（脾の働きを助けること）は補気（気を補うこと）につながるということになります．**感染症や精神的トラブルで食欲が減退したり，下痢が続いた場合など**には脾虚という状態になりますが，その場合には

表5-2　四君子湯を骨格とした処方のグループ

四君子湯	人参，茯苓，蒼朮，甘草，（生姜，大棗）
六君子湯	人参，茯苓，蒼朮，甘草，生姜，大棗，半夏，陳皮
補中益気湯	人参，蒼朮，生姜，大棗，甘草，陳皮，黄耆，当帰，柴胡，升麻
清暑益気湯	人参，蒼朮，甘草，陳皮，黄耆，当帰，麦門冬，黄柏，五味子
帰脾湯	人参，茯苓，白朮，生姜，大棗，甘草，当帰，黄耆，遠志，木香，酸棗仁，竜眼肉
加味帰脾湯	帰脾湯＋柴胡，山梔子
啓脾湯	人参，茯苓，蒼朮，甘草，陳皮，沢瀉，蓮肉，山査子，山薬

補気剤の投与を考えます．

　補気剤には，以下にご紹介するようにいくつかのアレンジがあります．それぞれ配合する生薬に工夫を凝らすことで特徴を醸し出していますが，そのいずれも四君子湯（一部生薬の抜けるものもある）が基本骨格となっています．四君子湯は元来4つの生薬（人参，茯苓，蒼朮，甘草）からなるので四君子湯と命名されましたが，後世では生姜と大棗が加えられました．そのほうが合目的的なのでどちらも四君子湯と呼ばれています．

生薬よもやま話

君子

「君子危うきに近寄らず」で知られる君子ですが，漢方薬の世界では上薬（作用はマイルドだが有害事象がほとんどないもの）を意味しています．四君子湯とは「四つの君子からなる処方」という意味なのでしょう．もともと消化器官の不調が原因でもたらされる病態に用いられる処方なので，君子だけから構成されることが必要ということです．

りっくんしとう 六君子湯

構成生薬 人参，茯苓，蒼朮，甘草，生姜，大棗，半夏，陳皮 ［⊕ 万病回春］

適応 脾虚，気虚

ポイント 四君子湯に半夏と陳皮を加味した処方（4＋2＝6）です．半夏，陳皮はいずれも補脾を目的として配合されており，四君子湯の能力をさらに強化した処方であるといえます．確かに，補脾剤であるので胃腸の不調に用いられますが，**気虚**になっている場合に適応となることを忘れてはなりません．そうでないと，単なる胃薬と区別がつかなくなってしまいます．

症例へのアプローチ　脾虚の原因

[考え方] 気虚の原因は脾虚（消化吸収機能の低下）にあるわけですが，それでは脾虚の原因にはどのようなものが挙げられるでしょうか．それは大方感染症か精神的要因，あるいは生まれつきそのような状況である場合に絞られます．感染症で胃腸障害が起こり食欲が低下したり，下痢が遷延すれば誰でも脾虚になります．また，精神的なショックやストレスから食欲が減退することも日常的に観察されるトラブルといえます．このようなケースで脾の働きを回復させ，結果的に気虚の症状である全身倦怠や気力の低下を改善する目的で用いられるのが補気剤です．また，生まれつき胃弱で（多くは胃下垂のような状況になっている），食が細く痩せている症例もあります．胃内停水といって胃のあるあたりをゆすってみるとポチャポチャと音が聞こえることもありますが，そのような症例には長期にわたり補脾剤を投与することになります．

[必須となる身体所見] 特になし

補中益気湯（ほちゅうえっきとう）

[構成生薬] 人参，蒼朮，生姜，大棗，甘草，陳皮，黄耆，当帰，柴胡，升麻
　　　　　［⊕ 弁惑論］

[適応] 感染症後の脾虚

[ポイント] 四君子湯から茯苓が抜け，代わりに種々の生薬が配置された処方です．その名のとおり，中（消化吸収）を補い，気を益すことが目的の処方です．柴胡が少量ながら配合されていますが，これは感染症の後始末に使われる処方の証のようなものです．元来，この処方は感染症により消化吸収機能が落ち，結果として体力を損なった者をできるだけ早く回復させるために考案されました．医王湯（いおうとう）という別名をもつほど重宝されたということです．対象となる症例に年齢の別はありません．老若男女，そういう状況であれば誰にでも用いることができる処方です．また，高齢者や慢性的な疾患を抱えている症例に継続的に投与することもできます．もちろん，その目的は補脾による補気です．

症例へのアプローチ：感染症後の食欲不振

[考え方] 感染の部位を問わず，事後に食欲不振や全身倦怠感が現れることはまま経験することです．そのような場合，症状は感染症を原因とした脾虚であると診断することができ，**補中益気湯**はよい適応となります．投与期間は概ね1週間以内と考えて宜しいでしょう．

[必須となる身体所見] 特になし

せいしょえっきとう
清暑益気湯

[構成生薬] 人参，蒼朮，甘草，陳皮，黄耆，当帰，麦門冬，黄柏，五味子
［出 医学六要］

[適 応] 暑気あたり

[ポイント] 前述の補中益気湯に近い処方です．違いは止汗に働く五味子，潤す麦門冬，そして裏に熱がこもった場合や下痢に用いられる黄柏が配されているところです．まさに，**夏場の食欲低下時**に使いやすいかたちになっています．

症例へのアプローチ：暑気あたり

[考え方] わが国でも年々気温の上昇が観測され，熱中症や暑気あたりの症例が増加しているように感じられます．盛夏時の熱中症には水を与え熱をさます**白虎加人参湯**という処方が不可欠ですが，やや気温が落ち着き始めたころに多発する暑気あたりには補脾が必要になります．すべての補脾剤（つまり補気剤）が適応となりえますが，そのなかでも**清暑益気湯**には陥りがちな状態に対応する生薬が上手に配合されています．

[必須となる身体所見] 特になし

帰脾湯（きひとう）

構成生薬 人参，茯苓，白朮，生姜，大棗，甘草，黄耆，当帰，遠志（おんじ），木香，酸棗仁（りゅうがんにく）、竜眼肉 ［⊕ 済生方］

適応 気鬱，気逆を伴った気虚

ポイント 補気剤の骨格に遠志，木香，酸棗仁，竜眼肉という鎮静作用をもった生薬が加えられています．**基本的には気虚だが，その他の気の異常（気鬱，気逆）も少々認める**といった場合に用いられます．この処方に柴胡，山梔子を加えると加味帰脾湯となりますが，その配合も目的は同じです．帰脾湯，加味帰脾湯はともに何かしらの慢性的な基礎疾患があり，そのために気の異常をきたしている症例に用いるケースが多いものと思われます．基本的には長期投与となるケースが大方でしょう．

啓脾湯（けいひとう）

構成生薬 人参，茯苓，蒼朮，甘草，陳皮，沢瀉，蓮肉（れんにく），山査子（さんざし），山薬 ［⊕ 万病回春］

適応 脾虚による軟便

ポイント 沢瀉，蓮肉，山査子，山薬にはいずれも止痢作用があり，補気剤の骨格と併せ脾虚による軟便に対応する処方です．感染症などによる一過性の下痢に用いるものではなく，**慢性的に認める軟便，下痢傾向**に選択されます．

症例へのアプローチ　脾虚の1つ〜泥状便

[考え方] これといった消化器疾患があるわけではないが，形のある便が出ず，泥状便が続くという症例があります．これもひとつの脾虚と解釈することができ，啓脾湯がよい適応となります．このような症例では多くの場合長期投与となりますが，便の性状をみながら適宜増減をすることが可能です．

[必須となる身体所見] 特になし

臨床のヒント　五臓の中心に脾あり

　五臓六腑という言葉を耳にされたことがおありかと思います．東洋医学における臓器の概念ですが，五臓には脾，心，肺，肝，腎の5つがあります（図5-3）．それぞれ西洋医学の概念とは異なるもので，脾は脾臓のことではありません．脾を含め，他の4つもみな身体のある機能のことを指しています．このなかで脾とは消化吸収機能を表しています．動物はみな他者を食べ，消化吸収することで生命を維持しています．その生きるエネルギーを気と呼ぶわけですので，気の補充は脾から行われ，そして全身に配られると考えるわけです．

　ただし，ほかの東洋医学の概念同様，この考え方はわれわれの身体や自然界で起こる事柄の観察から得られた仮説であることを踏まえる必要があります．確かに，五臓の働きやそれぞれの関係を説いた理論を用いれば，さまざまな現象を説明することができます．しかし，それもそのはず，理論といってももともと起こった事象を説明するために帰納的に得られたものであるわけですから．「帰納法と演繹法」の項（p.30）で説明しましたが，この仮説を真実と設定して話を構築すれば限りない拡大解釈が可能となってしまい，論理的に破綻をきたします．しかし，帰納的に得られたものであると認識していれば，日々の臨床において役立てることができます．例えば，食事がとれなくなった方の具合が悪くなっていくことは，どなたでも観察されることですが，それを脾という言葉を用いて説明すれば理解がたやすくなるのです．五臓の理論にいたずらに拘泥することはお勧めできませんが，気虚や脾虚といった概念は現実の臨床でも役に立つのではないでしょうか．

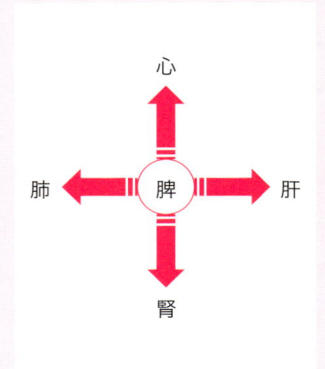

図5-3　五臓

図の中心に「脾」があります．「脾」とは「消化吸収機能」のことです．
どんな動物も口から食物を食べ，それを消化し自分のエネルギーとしていますが，その機能を司っているものを「脾」と呼ぶわけです．これは，西洋医学でのspleenを指しているわけではありません．その他も肝≠liver，肺≠lung，心≠heart，腎≠kidneyです．
脾が外部からエネルギー（気）を吸収し，それが全身に配られます．そうしてわれわれは，日々消耗する気を補充しながら生きているのです．
基本的に，気の枯渇は死を意味しています．経管栄養やPEGがなかった時代，口からものが入らなくなることは死を意味したわけです．

常套的 組み合わせ ❻　人参＋黄耆

補気剤には人参が配合されますが，黄耆を併用する処方もあります（補中益気湯，十全大補湯，人参養栄湯など）．両者を配合した処方は参耆剤と呼ばれます．黄耆はマメ科オウギの根で，人参に負けず劣らず高価な生薬．人参同様補気の生薬として珍重されます．しかし，両者には違いがあります．人参は**不足した気を補充**するために用いられるもの，これに比べて黄耆は**補充した気を巡らす**ために用いられるものです．また，黄耆には**寝汗や浮腫を軽減**する主治があり，防已黄耆湯などに応用されています．

五臓について

わが国では4〜5世紀に大陸から医学が伝わり，それが最もメジャーな医学であった．言葉も考え方もそれに習ったかたちで経過していた．しかし，江戸時代末期，西洋から医学が伝来し，それまでとは全く異なった考え方，用語が目の前に現れた．杉田玄白や前野良沢らが活躍した時代である．解体新書には各臓器の名前がオランダ語で記されてあり，それに訳を付ける必要が生じた．その際，もともとわが国にあった五臓六腑の名称がそれにあてられた．元来は全く異なる概念で用いられていた用語が訳に用いられたことは，後世にさまざまな混乱をもたらした．

この五臓の考え方は，確かに東洋医学に特有のものではある．しかし，現代医学での臓器概念と混同しては大いに支障をきたす（前ページ「五臓の中心に脾あり」参照）．あくまでもさまざまな現象を説明するために考え出された機能の概念であることを認識すべきである．

第5章 グループをなす処方群

3 補血剤

四物湯を基本とする補血薬の数々

　古代人も，身体のなかを流れる血が各所に栄養を運んでいると考えていたに違いありません．そして，血によって運ばれるべき栄養が十分でなければ，その部分は傷むことになります．このような病態を**血虚**と呼びます．血虚とは「血が不足する」という意味ではありますが，西洋医学にいう貧血とは異なる概念ですのでご注意ください．古代人のつくった概念ですので，あくまでも肉眼的所見で判断されることはいうまでもないことです．

　血虚に対して行う操作が**補血**というものです．これも造血という意味ではなく，**傷んだ組織を修復**するといった意味です．補血には当帰，川芎，芍薬，地黄の4種の生薬が用いられます．それぞれに個別の特徴をもちますが（表5-3），補血という作業はなかなか難しく，多くの処方ではこれら4つの生薬すべてが配合されます（表5-4）．

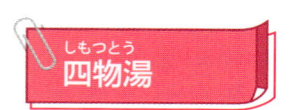

四物湯（しもつとう）

構成生薬 当帰，川芎，芍薬，地黄　　［⊕ 和剤局方］

適応 血虚

ポイント 補血の生薬すべてを配した補血剤の基本骨格です．さまざまな血虚所見に適応となりえますが，**婦人の不正出血，過多月経，出産後の出血**などに用いられた処方です．血虚とは栄養不足による組織の損傷を意味しますが，子宮に損傷があるからこそ出血をすると考えたのでしょう．しかし，血虚は子宮に限らず起こるわけです．例えば，皮膚炎によってほころんだ皮膚には，やはり補血が必要な状況といえますので，そこに四物湯を用いてもよいことになります．

表 5-3 補血の生薬比較

	薬性		主治
当帰	温補	血虚	少腹痛，皮膚病
川芎	温補		少腹痛，頭痛
芍薬	涼補		痙攣，疼痛
熟地黄	補潤		陰虚（乾き）

それぞれに共通している主治が血虚であるため，組み合わされ血虚に用いられるが，個々の主治には差異があります．

表 5-4 補血剤各種

四物湯	当帰，川芎，芍薬，地黄
十全大補湯	当帰，川芎，芍薬，地黄，四君子湯，桂枝，黄耆
人参養栄湯	当帰，芍薬，地黄，四君子湯，陳皮，桂枝，黄耆，遠志，五味子
芎帰膠艾湯	当帰，川芎，芍薬，地黄，艾葉，甘草，阿膠
当帰飲子	当帰，川芎，芍薬，地黄，荊芥，防風，疾梨子，何首烏，黄耆，甘草
温清飲	当帰，川芎，芍薬，地黄，黄連解毒湯
荊芥連翹湯	当帰，川芎，芍薬，地黄，黄連解毒湯，荊芥，連翹，防風，白芷，薄荷，桔梗，枳実，甘草
柴胡清肝湯	当帰，川芎，芍薬，地黄，黄連解毒湯，柴胡，薄荷，連翹，桔梗，牛蒡子，瓜呂根，甘草
疎経活血湯	当帰，川芎，芍薬，地黄，防風，羌活，牛膝，威霊仙，防風，白芷，桃仁，竜胆，茯苓，白朮，生姜，陳皮，甘草
大防風湯	当帰，川芎，芍薬，地黄，防風，牛膝，羌活，杜仲，附子，人参，黄耆，乾姜，大棗，甘草

　四物湯およびそこから派生した処方を用いる場合には，1つ注意が必要です．それは，**地黄に胃腸障害を起こしやすいという性質**があることです．いくら補血をしたくても，胃腸症状が現れれば無視をするわけにはいきません．そのような場合には，四物湯から地黄を抜いたかたちになっている処方（**当帰芍薬散，温経湯**など）の使用や，投与量の減量，食後の服用を検討します．

十全大補湯 (じゅうぜんだいほとう)

構成生薬 四物湯 [当帰, 川芎, 芍薬, 地黄], 四君子湯 [人参, 茯苓, 蒼朮, 甘草], 桂枝, 黄耆 　　[⊕ 和剤局方]

適応 血虚と気虚の並存

ポイント 当帰から地黄までは四物湯, 人参から甘草までは四君子湯です. 四物湯は補血剤の, 四君子湯は補気剤の基本骨格です. よってこの処方は**血虚と気虚の両方が存在する場合**に適応となります.

症例へのアプローチ 癌に補剤を用いる根拠

[考え方] 癌症例で漢方薬の処方を求められたことはないでしょうか. 雑誌などには, 十全大補湯が使われるとか, 同じように補中益気湯がよいと言われたなどというものもあります. 癌を宣告されれば, よいとされるものは何でも試したいというのは人情です. しかし「よい」とは何がよいのか, そこが問題です. 癌の宣告にショックを受け, 食欲が低下しているならば, 補気剤の使用は正当です. また多くは末期になってからですが, 血色が悪くなりいわゆる血虚の状態と判断されれば四物湯の使用も説明がつきます. しかし, そのどちらもない症例での使用は何を根拠とするのでしょうか. 繰り返し説明したごとく, 漢方薬の適応は病名では表現できません. 癌は病名です. それでは正しい答えは導き出されません. あくまでも, **適応を決めるのは状態**であることを確認する必要があります.

[必須となる身体所見] 気虚や血虚の確認

人参養栄湯 (にんじんようえいとう)

構成生薬 当帰, 芍薬, 地黄, 四君子湯 [人参, 茯苓, 白朮, 甘草], 陳皮, 桂枝, 黄耆, 遠志, 五味子 　　[⊕ 和剤局方]

適応 血虚, 気虚を伴う呼吸器症状

ポイント 川芎は配合されないものの, 当帰, 芍薬, 地黄という補血の組み合わせが成立しています. その後には四君子湯が配されています.

ここでの遠志，五味子は咳や痰といった呼吸器症状に対応しています．長年慢性気管支炎のような病態を呈している症例では，**食が細く（つまり脾虚），血色の悪い（つまり血虚）状態**を目にすることはよくあることです．この処方は，まさにそのようなケースに適応となります．

症例へのアプローチ 呼吸器症状に用いる生薬

[考え方] 咳や痰などといった呼吸器症状に用いられる生薬には，**麻黄，杏仁，半夏，麦門冬**などがあります．よく紹介される処方を挙げてみましょう．

麻黄湯 ：麻黄，桂枝，杏仁，甘草
麻杏甘石湯：麻黄，石膏，杏仁，甘草
神秘湯 ：麻黄，杏仁，柴胡，厚朴，陳皮，蘇葉，甘草
麦門冬湯 ：半夏，麦門冬，人参，硬米，甘草，大棗
滋陰降火湯（じいんこうかとう）：麦門冬，天門冬，地黄，黄柏，知母，甘草，蒼朮，当帰，芍薬，陳皮
清肺湯（せいはいとう）：麦門冬，天門冬，桑白皮（そうはくひ），竹筎（ちくじょ），杏仁，五味子，桔梗，貝母（ばいも），黄芩，山梔子，当帰，陳皮，茯苓，生姜，大棗，甘草
竹筎温胆湯（ちくじょうんたんとう）：麦門冬，半夏，桔梗，柴胡，黄連，枳実，竹筎，陳皮，人参，香附子，茯苓，生姜，甘草

それぞれの処方の違いは，そこに配合される生薬によってもたらされます．しかし，**人参養栄湯**にはいずれの生薬も配合されていません．それは気虚，血虚の双方を認め，長期に投与する必要があるため，あえて強力な作用をもつ麻黄などの使用を避けているからなのです．

温清飲（うんせいいん）

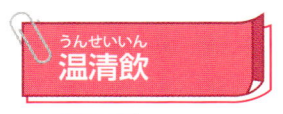

構成生薬 四物湯［当帰，川芎，芍薬，地黄］，黄連解毒湯［黄連，黄芩，黄柏，山梔子］
［⊕ 万病回春］

適応 補血と清熱を必要とする状態

ポイント 当帰から地黄までが四物湯，黄連から山梔子までが黄連解毒湯．すなわち，四物湯と黄連解毒湯の合方がこの処方です．温清飲の温とは四物湯を，清とは黄連解毒湯を指しています．四物湯は補血の基本骨格，黄連解毒湯は清熱剤です．さまざまな疾患で**皮膚，粘膜などに損傷が生じ修復が必要となり，ただし，まだ熱が残っている場合**に適応となります．また，温清飲を基本骨格とした処方に荊芥連翹湯，柴胡清肝湯があります．

症例へのアプローチ　補血と清熱

［考え方］ 皮膚や粘膜での炎症には，清熱（冷やすという意味）という操作が必要になることがほとんどです．しかし，炎症が鎮静化してもそこには組織の損傷が残るはずで，補血も必要になります．多くの皮膚粘膜疾患では炎症と組織損傷の両方が観察され，よって温清飲は多用される処方の1つということができます．

［必須となる身体所見］ 血虚と熱の確認

第5章 グループをなす処方群

4 補腎剤

腎虚の諸症状に対応する三種処方

　五臓のなかの1つに腎というものがあります．その機能についてはさまざまなことが言われますが，特に重要なのが「先天の精」を宿すところであるというものです．先天とは生まれつきという意味，精とは気（すなわちエネルギーのこと）を指します．つまり「生まれるときに母親が与えてくれた生命力（＝気）を貯蔵しているところ」ということです．

　先天の気を腎に貯蔵し生まれ落ちたわれわれは，日々その気を消耗しながら，しかし脾からの補充を受け生きていくわけです（第5章-2参照）．しかし，長年生きていれば腎の機能もだんだんに落ち，やがては腎の気も目減りしていく．したがって歳をとれば誰でも**腎虚**（正確には腎気虚＝腎の気が不足）になっていくものだ，ということになります．その気が目減りしたときには補腎（正確には補腎気）という操作を行う必要が出るが，それに用いるのが補腎剤ということです．

　それでは，腎虚になるとどのような症状が現れるのでしょうか．第1に挙げられるのが「**身体の乾き**」です．西洋医学でも，高齢者は身体の水分比率が若年者に比較して少なくなることが知られていますが，長年の人体観察から東洋医学もその徴候を見逃していません．この乾きがもたらす愁訴への対応，乾きの軽減を図る目的が補腎剤には込められています．また，排尿の不具合，ふらつきなど，高齢者につきものの症状も腎虚によるものと説明されます．

◆補腎剤三種

　六　味　丸：地黄，山薬，山茱萸，茯苓，沢瀉，牡丹皮
　八味地黄丸：六味丸＋桂枝，附子
　牛車腎気丸：六味丸＋桂枝，附子＋牛膝，車前子（しゃぜんし）

六味丸 (ろくみがん)

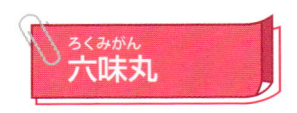

[構成生薬] 地黄, 山薬, 山茱萸, 茯苓, 沢瀉, 牡丹皮　　　[出 小児薬証直訣]

[適　応] 腎虚の諸症状

[ポイント] まず, 六味丸の構成生薬を読み解きましょう. 補腎剤になくてはならない生薬として, 地黄が挙げられます. 地黄はこの場合,「身体が水を保持できるようにする」という目的で配合されます. 図5-4 のようなイメージを思い浮かべていただければ理解しやすいことでしょう. 図のⒶのような状態になっているならば, お茶を飲んでもすぐに尿となって水分が出ていってしまう（つまりは頻尿）ことにも納得がいきます. また, 人は身体が渇くと手足がほてるという性質をもちます. 補腎剤の適応に**「手足のほてり」**と書かれているのはこのためです.

　山薬, 山茱萸は地黄と同じく, 滋潤（つまり水を保持しやすくするということ）を目的として配合されます. 次の茯苓, 沢瀉の配合理由とはどのようなものか. 補腎剤が必要となる症例（多くは高齢者）では, 原因のはっきりしないめまいやふらつきはよく観察されることです. 茯苓と沢瀉の主治（第4章-6参照）を再度ご確認いただければ配合される理由も理解されることでしょう. またこのような解釈も可能です. 茯苓も沢瀉もいわゆる利水の生薬です. 利水とは「身体のなかの水の偏在を正す」ことを意味し

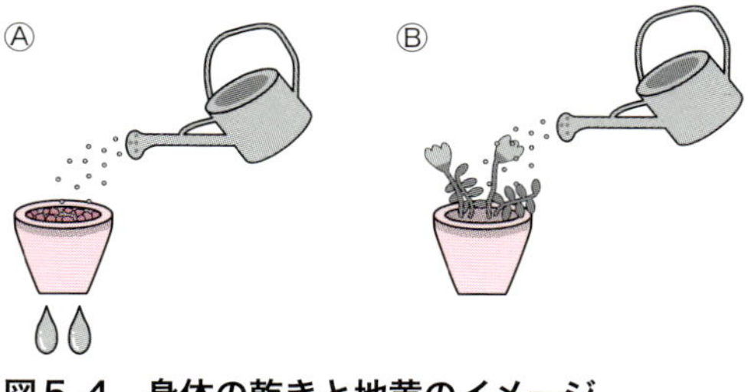

図5-4　身体の乾きと地黄のイメージ

滋味豊かな土の入った植木鉢（Ⓑ）に水をあげてもすぐには水が出てこないが, そうではない場合（Ⓐ）には, 容易に水が失われてしまいます.
Ⓐのようなケースで, 水を保持できるようにするのが地黄の役目です.

ています．高齢者では口や皮膚は渇いているが，下肢には浮腫など水の偏在が認められることはよくあることで，そこに水を与えただけで全身が均等に潤うとは考えにくいわけです．だから地黄以下で水を与え，さらに茯苓と沢瀉で利水をし，目的を達成しようとしていると考えることもできます．

　最後の牡丹皮の配合理由は「下腹部の不快感」への対応です．もともと牡丹皮という生薬は下腹部を守備範囲とし，そこに存在する不快感（自発痛，圧痛など）を減ずる目的で用いられる生薬です．漢方用語では下腹部を「少腹」，不快感を「不仁」と言い表わすので，牡丹皮配合の目的は「少腹不仁の軽減」に他なりません．具体的にいえば「**排尿後の違和感**」などが代表的なものでしょう．

はちみじおうがん　八味地黄丸

構成生薬　六味丸［地黄，山薬，山茱萸，茯苓，沢瀉，牡丹皮］，桂枝，附子
　　　　　　［⊕ 金匱要略］

適応　冷えを伴う腎虚の諸症状

ポイント　八味地黄丸は，六味丸に温熱薬として用いられる桂枝，附子を加えたものです．**六味丸の適応者で，さらに冷えがある場合**に適応となります．一般的には，六味丸よりも八味地黄丸のほうが名が通っているように思われますが，その理由は「高齢になれば冷えが生じやすくなるので，八味地黄丸を投与するケースのほうが多い」ということでしょう．しかし，高齢者の全員が冷えるわけではありません．もし，冷えがないのに桂枝，附子といった温熱薬を投薬されれば，その分の熱を排泄するために発汗せざるをえなくなってしまいます．それでは，せっかく地黄などで滋潤した意味がなくなってしまいます．八味地黄丸を選択する場合には，**冷え（特に手先，足先）の存在**をご確認ください．

ごしゃじんきがん
牛車腎気丸

|構成生薬| 八味地黄丸［地黄，山薬，山茱萸，茯苓，沢瀉，牡丹皮，桂枝，附子］，牛膝，車前子　［出 済生方］

|適　応| 冷えと下腿の浮腫を伴う腎虚の諸症状

|ポイント| 八味地黄丸にさらに牛膝と車前子（それぞれの1文字をとって牛車）を加えた処方です．いずれも守備範囲は下腿で，薬能は浮腫を軽減することです．つまり，**八味地黄丸の適応者で下腿の浮腫が目立つ場合**に適応となるということです．

症例へのアプローチ　高齢者に多い手足のほてり

[考え方] 手足のほてりという症状は，高齢者において比較的よく認めるものです．患者にしてみると，訴えるべき症状か否かの判断がつきにくいため，診察で申し出るとは限りません．しかし，確認してみる必要は十分にあります．手足（手のひらと足の裏）のほてりの原因には2通りが考えられます．身体の乾き，あるいは気鬱を原因とするものです．高齢であるから気鬱にならないとは限りませんが，頻尿や口の渇きが認められれば，乾きを原因としたものを疑う必要があります．そのような場合には，補腎剤の投与を検討します．冷えがあれば桂枝，附子を配した**八味地黄丸**を，下腿に浮腫を認めれば**牛車腎気丸**を，それらがなければ**六味丸**を選択すればよろしいということになります．

[必須となる身体所見] 特になし

症例へのアプローチ　下肢のしびれに牛車腎気丸？

[考え方] 牛車腎気丸には下腿の浮腫を去る牛膝と車前子が配合されています．高齢者では下腿に浮腫を認めるケースが多く，その存在意義は理解されます．また，浮腫があるということは水のたまりがあるということですが，水の溜まったところには冷えや疼痛，しびれが発生しやすくなります．このため牛膝と車前子で浮腫を去り，結果として疼痛やしびれを軽減しようと算段をしているのが牛車腎気丸なのです．よって，下腿に浮腫がなくしびれがある場合，牛車腎気丸を用いる根拠がどこにあるのかには疑問が残ります．

> **臨床のヒント**　腎虚はsyndrome
>
> 　腎虚とは，高齢になると現れやすくなる諸症状を呈するsyndromeのことを意味しています．これらの症状に対応する生薬を配置したものが補腎剤であるわけなので，該当する症状を認めれば，その軽減を目的として補腎剤を用いることができます．ただし，構成生薬から考えればわかるとおり，「補腎剤で腎虚が治る」わけではありません．あくまでも腎虚に陥った場合に生ずる愁訴やその原因を軽減するための薬剤であるということを理解する必要があります．ですから，「○○病は腎虚が原因．よって補腎剤で腎虚を治せば○○病もよくなる」は論理的に誤りと言わざるをえません．これも演繹と帰納の関係から考えれば自明であるはずです．

バイオミミクリー

　biomimicry，耳慣れない言葉ではあるが，しかしその手法は意外にもわれわれの生活に取り入れられている．「bio」とは「生」を，「mimicry」とは「模倣する」を意味する．これらをつなげて生まれたのがbiomimicry．要するに「自然界の生物を模倣する」という意味だ．

　新幹線の先頭車両，あの独特の形態はかわせみのくちばしから学んだものだそうだ．かわせみが空中から獲物の魚に標的を定め，いっきに水中へと突入する際，大きな音が出たのでは魚に逃げられる．あの形はその衝撃を抑え，音を小さくする効果をもつ．また，夜行性のみみずくは音もなく獲物に飛びかかる．その羽の形状は独特で，周囲の気配に敏感な小動物にさえ気づかれない．この羽を真似たパンタグラフも先頭車両同様に騒音軽減に一役かっている．

　われわれはさまざまなことを自然から学んでいる．それはなにもハイテク時代の現在だけに限ったことではない．古来よりヒトは自然から多くのことを学んできた．そのひとつの体系が東洋医学である．その知恵は古い時代にのみ価値を持つものではない．現代にも，そして未来にも必要なものである．

東洋医学と現代科学の関係

　近年，味に関する新しい発見がありました．旨みレセプターの発見です．当然のことながらこのレセプターは舌にありますが，実は胃や腸にも存在することが判明しました．旨みとはグルタミン酸やイノシン酸などがもたらすものです．これらのアミノ酸がレセプターに結合することによって旨みという味を感じるわけですが，それだけではなく，消化管ホルモンの分泌にも影響を与え消化機能が増します．するとその情報は脳に送られ，結果として活気をもたらすというのです．実際，認知症の方に旨み成分を強化した食事を食べていただくと，活力が増したという報告もあります．東洋医学で言えばまさに脾と気の関係です．

　東洋医学は経験から得られた知恵を元に治療も理論も組み立てます．脾と気の関係も同様で，そのすべては帰納的に導かれます．一方，現代科学は物質の成り立ち，構造，働きなどから現象を解明しようとします．それぞれアプローチの方向は全く反対ではありますが，しかし解明しようとしているのは人の身体で起こること，そしてどうしたら病から救えるかということであって，ゴールは同じと言えるでしょう．

　確かに東洋医学と現代科学のスタンスは正反対ではあります．しかし，目指すものが同じなのであれば，どちらを否定する必要もありません．東洋医学の基本概念に陰陽というものがありますが，両者は陰と陽のような関係にあると考えられます．陰も陽も，どちらが良いとか悪いとかということではありません．あくまでもバランスがとれていることが大切であるという考え方です．ですから，漢方薬を使えばそれでよいということにはなりません．東洋医学と現代科学をただミックスすればよいというものでもありません．あくまでも人をみる目として二通りのものをもっていることが重要なのです．

付　録

付録 1　保険収載処方一覧（本編掲載分を除く）

健康保険に収載されているエキス剤のうち，本編で紹介しなかったものを簡潔に解説します．本編で解説した処方と関連のあるものも多く含まれますので，併せてご理解ください．

処方名	構成生薬	ポイント
胃苓湯（いれいとう）	平胃散（厚朴，陳皮，蒼朮，生姜，大棗，甘草）と五苓散（桂枝，茯苓，白朮，猪苓，沢瀉）の合方	平胃散は胃内停水のある症例に適応だが，それをさらに強化した処方と理解される．
茵蔯蒿湯（いんちんこうとう）	茵蔯蒿，山梔子，大黄	茵蔯蒿，山梔子はともに黄疸に用いられた生薬．現代医療においての使用は限定的と考えられるが，利胆と峻下が必要な症例で応用可能である．
茵蔯五苓散（いんちんごれいさん）	茵蔯蒿，桂枝，茯苓，白朮，猪苓，沢瀉	五苓散に茵蔯蒿を加えたもの．黄疸と水毒を同時に治療する必要がある場合に用いられたと考えられる．
乙字湯（おつじとう）	柴胡，黄芩，升麻，当帰，甘草，大黄	降りたものを持ち上げる升性の升麻，痛んだ組織の修復に当帰と甘草，清熱の柴胡，黄芩．脱肛や痔核に用いられる処方．甲乙丙丁四種のひとつ．ちなみに甲字湯（こうじとう）*は少腹不仁に，丙字湯（へいじとう）*は熱淋に，丁字湯（ていじとう）*は気の異常に用いられる． *：保険収載外
葛根加朮附湯（かっこんかじゅつぶとう）	桂枝，芍薬，生姜，大棗，甘草，麻黄，葛根，蒼朮，附子	葛根湯に四肢の疼痛を軽減する目的で蒼朮と附子を加味したもの．葛根湯の母体である桂枝湯自体，四肢痛を目的として用いられた．
甘草湯（かんぞうとう）	甘草	甘草には咽痛を鎮める薬能があり，その1点を期待した処方．ここに排膿の桔梗を加えれば，桔梗湯になる．
桔梗石膏（ききょうせっこう）	桔梗，石膏	桔梗に清熱の石膏を加え，熱を帯びた咽頭炎に用いられる．
芎帰膠艾湯（きゅうききょうがいとう）	当帰，川芎，芍薬，地黄，艾葉（がいよう），甘草，阿膠（あきょう）	組織の修復を行う四物湯（当帰，川芎，芍薬，地黄）に止血の艾葉，阿膠を加えた処方．子宮出血，痔出血などに用いられる．

処方名	構成生薬	ポイント
芎帰調血飲 （きゅうきちょうけついん）	当帰，川芎，地黄，牡丹皮，益母草，烏薬，香附子，茯苓，白朮，生姜，大棗，甘草，陳皮	組織の修復を行う当帰，川芎，地黄，少腹不仁を軽減する牡丹皮，止血の益母草，気を晴らす烏薬，香附子という配合．茯苓以下は補脾のために配合されている．
九味檳榔湯 （くみびんろうとう）	檳榔子，厚朴，桂枝，紫蘇葉，橘皮，生姜，甘草，木香，大黄，呉茱萸，茯苓	檳榔子と厚朴は，ともに心下痞（心下部の痞え感）を軽減する作用をもつ．そこに気の巡りを助ける生薬を配し，気鬱を大黄で去る構成になっている．全体として気の異常に対処する処方である．
桂枝加黄耆湯 （けいしかおうぎとう）	桂枝，芍薬，生姜，大棗，甘草，黄耆	桂枝湯に盗汗や浮腫に用いられる黄耆を加味したもの．関節痛に桂枝湯を用いる際，浮腫が目立った場合に用いられると解釈される．
桂枝加葛根湯 （けいしかかっこんとう）	桂枝，芍薬，生姜，大棗，甘草，葛根	桂枝湯に項の凝りを軽減する葛根が加味された処方．ここに麻黄を加えれば葛根湯になる．
桂枝加厚朴杏仁湯 （けいしかこうぼくきょうにんとう）	桂枝，芍薬，生姜，大棗，甘草，厚朴，杏仁	桂枝湯に心下痞を去る厚朴，鎮咳に用いられる杏仁を加味したもの．
桂枝加苓朮附湯 （けいしかりょうじゅつぶとう）	桂枝，芍薬，生姜，大棗，甘草，茯苓，蒼朮，附子	桂枝加朮附湯に茯苓を加えたもの．桂枝加朮附湯と使用の目的は同様．
桂枝人参湯 （けいしにんじんとう）	桂枝，人参，白朮，乾姜，甘草	人参湯（人参，白朮，乾姜，甘草）は感染症後の気液の不足に用いられるが，その際，気の上衝も伴っていれば桂枝を加えるという意味で存在している処方．
桂枝茯苓丸加薏苡仁 （けいしぶくりょうがんかよくいにん）	桂枝，茯苓，桃仁，牡丹皮，芍薬，薏苡仁	少腹不仁を主治する桂枝茯苓丸に，にきびや肌荒れを治す薏苡仁を加味したもの．月経周期に伴い出現するできものなどに用いる．
桂芍知母湯 （けいしゃくちもとう）	桂枝，麻黄，附子，防風，知母，芍薬，白朮，生姜，甘草	桂枝，麻黄，附子で温め，発散・鎮痛の防風，知母を配し，主として四肢の疼痛を軽減する目的で使用される処方．

処方名	構成生薬	ポイント
桂麻各半湯 (けいまかくはんとう)	桂枝湯（桂枝，芍薬，生姜，大棗，甘草）と麻黄湯（麻黄，桂枝，杏仁，甘草）の合方	表寒のステージ内において，幅広いスペックをもたせるための処方．詳細は「かぜの考え方」の項 (p.94) を参照されたい．
五虎湯 (ごことう)	麻黄，石膏，杏仁，甘草，桑白皮	麻杏甘石湯に去痰の桑白皮を加味した処方．麻杏甘石湯は浮腫を去る処方だが，桑白皮を配合することで喘息症状に特化したもの．
五積散 (ごしゃくさん)	桂枝，芍薬，生姜，大棗，甘草，麻黄，白芷，当帰，川芎，桔梗，陳皮，半夏，茯苓，白朮，厚朴，枳実	気・血・痰（水）・寒・食の5要素いずれもが滞っている（積）場合に適応になるという処方．臨床で応用するケースはそれほど多くはない．
五淋散 (ごりんさん)	黄芩，山梔子，芍薬，甘草，茯苓，当帰，地黄，沢瀉，木通，車前子，滑石	熱淋（尿路感染症）に対応すべく，清熱薬と利水剤が配されている．
柴陥湯 (さいかんとう)	小柴胡湯（柴胡，黄芩，半夏，人参，生姜，大棗，甘草）と小陥胸湯（黄連，半夏，栝楼仁）の合方	小陥胸湯の作用部位は心下部が中心であるので，小柴胡湯が主治する守備範囲（胸脇）を心下部方向に拡大した処方と理解される．
柴胡桂枝乾姜湯 (さいこけいしかんきょうとう)	柴胡，黄芩，桂枝，牡蛎，栝楼根，乾姜，甘草	もとは感染症後に現れる気の異常に対応した処方だが，現在では日常的な気の異常に用いられる処方と考えてよい．気鬱を晴らす柴胡，黄芩に気逆によるのぼせを治する桂枝，焦燥感を鎮める牡蛎が配される．
柴苓湯 (さいれいとう)	小柴胡湯（柴胡，黄芩，半夏，人参，生姜，大棗，甘草）と五苓散（桂枝，茯苓，白朮，沢瀉，猪苓）の合方	もともとは小柴胡湯で半表半裏から裏の熱を去り，五苓散で下痢・嘔吐を止めるという食あたりに対応した処方．感染性胃腸炎にも応用可能である．
柴朴湯 (さいぼくとう)	小柴胡湯（柴胡，黄芩，半夏，人参，生姜，大棗，甘草）と半夏厚朴湯（半夏，生姜，茯苓，厚朴，紫蘇葉）の合方	小柴胡湯で胸脇苦満を去り，半夏厚朴湯で心下痞を減ずるという処方．気鬱による胸脇苦満，心下痞に対し，広範囲をカバーする気剤として用いることができる．一方，感染症や喘息による胸脇苦満ならば，半夏厚朴湯でその範囲を心下部方向に拡大していると解釈される．

処方名	構成生薬	ポイント
柴胡清肝湯	当帰, 川芎, 芍薬, 地黄, 黄連, 黄芩, 黄柏, 山梔子, 柴胡, 連翹, 薄荷, 桔梗, 牛蒡子, 栝楼根, 甘草	四物湯（当帰, 川芎, 芍薬, 地黄）と黄連解毒湯（黄連, 黄芩, 黄柏, 山梔子）の合方は温清飲だが, そこにさらに柴胡以下を配した処方. 四物湯の補血と黄連解毒湯の清熱が必要で, さらに排膿剤を要する症例に適応ということになり, 皮膚などの化膿症に用いられる.
滋陰降火湯	当帰, 芍薬, 地黄, 麦門冬, 天門冬, 陳皮, 知母, 黄柏, 白朮, 甘草	滋潤薬と清熱薬を組み合わせ, 乾燥した気道を潤し（滋陰）, 熱を去る（降火）ことで鎮咳を果たそうというもの. 高齢者など, 舌が乾燥し赤味が強い場合に適応となる.
滋陰至宝湯	当帰, 芍薬, 麦門冬, 知母, 貝母, 地骨皮, 柴胡, 薄荷, 香附子, 陳皮, 茯苓, 白朮, 甘草	目的としては滋陰降火湯に同じ. 地黄による胃腸障害があるため滋陰降火湯を使用できない場合にはこちらを用いればよい.
梔子柏皮湯	山梔子, 黄柏, 甘草	山梔子は黄疸, 顔面紅潮に, 黄柏は虫刺され, 湿疹に用いられるわけだから, 全体として湿疹や皮膚病に対して用いられる構成になっている.
七物降下湯	当帰, 川芎, 芍薬, 地黄, 釣藤鈎, 黄柏, 黄耆	四物湯の基本骨格に緊張感を和らげる生薬が配されている. 眼底出血に対応し考案されたとのことである.
小柴胡湯加桔梗石膏	柴胡, 黄芩, 半夏, 人参, 生姜, 大棗, 甘草, 桔梗, 石膏	半表半裏の熱を主治する小柴胡湯に咽の炎症を抑える桔梗, 石膏を配した処方. 小柴胡湯が母体となっているのだから, 用途はその適応に準ずる.
升麻葛根湯	葛根, 升麻, 芍薬, 生姜, 甘草	皮疹を伴う感染症（麻疹, 風疹など）の初期に用いられるとのことだが, 臨床で応用されるケースは限定的.
四苓湯	茯苓, 白朮, 沢瀉, 猪苓	五苓散から桂枝を除いた処方. 気を巡らし利水を助ける桂枝を欠くぶん, 五苓散に比較し薬能は低い.

付録

処方名	構成生薬	ポイント
参蘇飲 (じんそいん)	人参，茯苓，生姜，大棗，甘草，半夏，陳皮，紫蘇葉，葛根，前胡，桔梗，枳実	人参から陳皮までは補脾（蒼朮を加えれば六君子湯になる）のために，紫蘇葉以下はかぜ症状に対応するように生薬が配されている．胃腸虚弱なる症例のかぜに適応となる．
清心蓮子飲 (せいしんれんしいん)	人参，茯苓，甘草，蓮肉，黄芩，黄耆，麦門冬，地骨皮，車前子	心を清めると処方名にあるごとく，気剤である．頻尿が気になる，など神経質が原因となるものに用いられる．
疎経活血湯 (そけいかっけつとう)	当帰，川芎，芍薬，地黄，防已，羌活，牛膝，威霊仙，防風，白芷，桃仁，竜胆，茯苓，白朮，生姜，陳皮，甘草	関節などの疼痛を軽減する生薬が配置されているが，四物湯（当帰，川芎，芍薬，地黄）が基本骨格となっているのだから，血虚のある症例に適応となることが前提である．
大防風湯 (だいぼうふうとう)	当帰，川芎，芍薬，地黄，防風，牛膝，羌活，杜仲，附子，人参，黄耆，乾姜，大棗，甘草，蒼朮	疎経活血湯同様，四物湯に疼痛軽減を図る生薬，補気を目的とした生薬が加えられている．適応は補血が必要な症例に絞られる．
治打撲一方 (ぢだぼくいっぽう)	桂枝，川芎，川骨，甘草，大黄，丁子，樸樕	止血の川骨に発散の桂枝，大黄が加えられ，打撲への対応を目的としている．鬱血を除く効果はそれほど強くはない．
釣藤散 (ちょうとうさん)	石膏，人参，麦門冬，甘草，釣藤鈎，菊花，防風，半夏，生姜，茯苓，陳皮	本来，石膏と人参の組み合わせは脱水による口渇に対応する．しかし，本方における石膏は少量であること，半夏が配合されていることから脱水を目標としているとは考えられない．石膏の配合理由は不明だが，鎮静効果が期待される釣藤鈎，茯苓，菊花の配合からして神経過敏な症例に適応と推察される．
猪苓湯合四物湯 (ちょれいとうごうしもつとう)	猪苓湯（猪苓，沢瀉，茯苓，阿膠，滑石）と四物湯（当帰，川芎，芍薬，地黄）の合方	下痢，熱淋を主治する猪苓湯に，痛んだ組織の修復を目的とした四物湯を併せたもの．猪苓湯が必要な病態が長引いた際，局所の修復効果まで期待した処方．
当帰湯 (とうきとう)	山椒，乾姜，人参，桂枝，芍薬，当帰，半夏，厚朴，黄耆，甘草	山椒，乾姜，人参は大建中湯の主体であり，そこに桂枝以下を加えた処方．腹痛を去り，心下痞に対応し，補気まで視野に入れた処方と理解される．

処方名	構成生薬	ポイント
二朮湯（にじゅつとう）	半夏，生姜，茯苓，陳皮，甘草，蒼朮，白朮，黄芩，香附子，威霊仙，天南星（てんなんしょう），和羌活（わきょうかつ）	蒼朮，白朮の双方が配合されることが名の由来．半夏から甘草までは二陳湯であり，威霊仙以下は鎮痛，鎮痙を目的として用いられる生薬である．生薬配列からして胃潰瘍や逆流性食道炎の症状に対応しようとした処方と考えられる．
二陳湯（にちんとう）	半夏，生姜，茯苓，陳皮，甘草	半夏，生姜，茯苓は小半夏加茯苓湯であり，そこに陳皮，甘草が加えられた処方である．使用目的としては小半夏加茯苓湯に同様である．半夏と陳皮は古い（陳）ほど良品とされるが，その両方（すなわち二陳）が配合されていることが名の由来である．
茯苓飲（ぶくりょういん）	人参，茯苓，蒼朮，枳実，陳皮，生姜	人参湯や四君子湯に発散性をもたせたかたちになっている．いわゆる胃下垂に適した構成になっている．
茯苓飲合半夏厚朴湯（ぶくりょういんごうはんげこうぼくとう）	茯苓飲（人参，茯苓，蒼朮，枳実，陳皮，生姜）と半夏厚朴湯（半夏，生姜，茯苓，厚朴，紫蘇葉）の合方	茯苓飲の適応者に心下部の気鬱あるいは心下痞を伴えば適応となる．
附子人参湯（ぶしにんじんとう）	人参，乾姜，白朮，甘草，附子	人参湯に附子を加味した処方で，附子理中湯（ぶしりちゅうとう）とも呼ばれる．人参湯は感染症などを原因とした下痢，嘔吐のあとの虚脱を治する処方であるが，その際に手足の冷え（四肢厥冷）を伴えば附子を加え対応するというものである．
平胃散（へいいさん）	厚朴，白朮，陳皮，生姜，大棗，甘草	心下痞を主治する厚朴に，胃内停水をさばく生薬を加えたもの．
木防已湯（もくぼういとう）	石膏，人参，桂枝，防已	大量の石膏と人参の併用は脱水に対して用いられる．防已は体表の浮腫をさばき，桂枝はそれを助ける．いわゆる，循環血漿量低下による心不全に対応したものと推察されるが，石膏・人参が配合されていることからして鬱血性のものには適さない．現代医療での使用は，ごく限られたものとなるはずである．

付録

処方名	構成生薬	ポイント
抑肝散 （よくかんさん）	柴胡, 甘草, 白朮, 茯苓, 当帰, 川芎, 釣藤鈎	肝気（イライラ）を抑えるという名のとおり，鎮静を目的とした処方．柴胡が主体であることからして，気鬱に対応する処方の1つと理解される．ここに補脾の陳皮と半夏を加味すれば抑肝散加陳皮半夏となるが，適応はほぼ同じ．
立効散 （りっこうさん）	細辛, 升麻, 防風, 竜胆, 甘草	細辛には麻酔作用があり，口腔や歯の疼痛軽減を目的として用いられる．口腔内で溶かすようにして内服する．
苓姜朮甘湯 （りょうきょうじゅつかんとう）	茯苓, 乾姜, 白朮, 甘草	身体に水がたまれば冷えや痛みが生ずるが，これを乾姜で温め，茯苓，白朮で軽減するというもの．薄い尿が多量に出るケースで適応となる．

付録 2　主な生薬の薬性と守備範囲

生薬名	薬性	守備範囲
黄耆（おうぎ）	温, 補	全身
黄芩（おうごん）	寒, 瀉, 燥	胸腹部
黄柏（おうばく）	寒, 瀉, 燥	腹部, 局所
黄連（おうれん）	寒, 瀉, 燥	胸腹部
乾姜（かんきょう）	温, 補	体幹
乾地黄（かんじおう）	潤	全身
甘草（かんぞう）	潤	裏
枳実（きじつ）	寒, 瀉, 降	心下部
桂枝（けいし）	温, 燥, 散	全身
厚朴（こうぼく）	燥, 瀉, 降	心下部
柴胡（さいこ）	寒, 瀉, 燥	胸脇
細辛（さいしん）	燥, 熱	気道
山梔子（さんしし）	寒, 燥	上半身
山椒（さんしょう）	熱, 散	腹部
芍薬（しゃくやく）	涼, 補	裏
熟地黄（じゅくじおう）	補	全身
生姜（しょうきょう）	温, 散	脾, 表
石膏（せっこう）	寒, 瀉, 潤	全身
川芎（せんきゅう）	温, 補	下腹部, 頭
蒼朮（そうじゅつ） ［白朮（びゃくじゅつ）］	燥	全身
大黄（だいおう）	寒, 瀉, 燥	腹部
沢瀉（たくしゃ）	燥	全身
知母（ちも）	寒, 潤, 降	全身
猪苓（ちょれい）	燥	下腹部
当帰（とうき）	温, 補	下腹部, 皮膚
桃仁（とうにん）	瀉	下腹部
人参（にんじん）	補, 潤	全身
半夏（はんげ）	燥	口腔, 食道, 胃, 気管
茯苓（ぶくりょう）	燥	全身
附子（ぶし）	燥, 熱	四肢
防已（ぼうい）	燥, 散	表
芒硝（ぼうしょう）	寒, 瀉, 潤	腹部
防風（ぼうふう）	温, 散	表
牡丹皮（ぼたんぴ）	瀉	下腹部
麻黄（まおう）	燥, 熱	表
薏苡仁（よくいにん）	燥	表

＊薬性には重要なもののみを記載，（　）内は読み．

INDEX

処方名・生薬名・解説事項 索引

あ 行

安神 [あんじん] ……………………………… 72
安中散 [あんちゅうさん] …………………… 76
胃苓湯 [いれいとう] ………………………… 180
陰 [いん] ……………………………………… 37
陰虚 [いんきょ] ……………………………… 40
茵蔯蒿湯 [いんちんこうとう] ……………… 180
茵蔯五苓散 [いんちんごれいさん] ………… 180
温経湯 [うんけいとう] ……………………… 141
温清飲 [うんせいいん] ………………… 146, 172
越婢加朮湯 [えっぴかじゅつとう] ……… 45, 86, 154
黄耆 [おうぎ] …………………………… 167, 187
黄耆建中湯 [おうぎけんちゅうとう] ……… 158
黄芩 [おうごん] ……… 36, 40, 116, 124, 128, 187
黄芩湯 [おうごんとう] ……………………… 124
黄柏 [おうばく] ……………………………… 187
往来寒熱 [おうらいかんねつ] …………… 95, 114
黄連 [おうれん] ……………… 40, 122, 128, 187
黄連解毒湯 [おうれんげどくとう] ………… 126
黄連湯 [おうれんとう] ……………………… 123
瘀血 [おけつ] ………………………………… 50
乙字湯 [おつじとう] ………………………… 180

か 行

葛根 [かっこん] ……………………………… 21
葛根加朮附湯 [かっこんかじゅつぶとう] … 180
葛根湯 [かっこんとう] …………………… 21, 80
葛根湯加川芎辛夷 [かっこんとうかせんきゅうしんい]
 …………………………………………… 22, 82
加味帰脾湯 [かみきひとう] ………………… 165
加味逍遙散 [かみしょうようさん] ………… 139

寒 [かん] ……………………………………… 36
乾姜 [かんきょう] ………………… 39, 110, 187
乾地黄 [かんじおう] ………………………… 187
甘草 [かんぞう] ……… 16, 19, 21, 37, 70, 81, 187
甘草湯 [かんぞうとう] ……………………… 180
甘草麻黄湯 [かんぞうまおうとう] ………… 19
甘麦大棗湯 [かんばくたいそうとう] ……… 72
気 [き] ………………………………………… 47
気鬱 [きうつ] …………………………… 47, 123
気逆 [きぎゃく] ……………………………… 48
気虚 [ききょ] ………………………………… 48
桔梗石膏 [ききょうせっこう] ……………… 180
桔梗湯 [ききょうとう] ……………………… 72
枳実 [きじつ] ………………………………… 187
帰脾湯 [きひとう] …………………………… 165
芎帰膠艾湯 [きゅうききょうがいとう] …… 180
芎帰調血飲 [きゅうきちょうけついん] …… 181
虚 [きょ] ……………………………………… 37
胸脇 [きょうきょう] ………………………… 114
胸脇苦満 [きょうきょうくまん] ………… 95, 114
駆瘀血 [くおけつ] …………………………… 50
九味檳榔湯 [くみびんろうとう] …………… 181
荊芥連翹湯 [けいがいれんぎょうとう] … 146, 172
桂枝 [けいし] ……… 21, 36, 39, 40, 74, 78, 79, 187
桂枝加黄耆湯 [けいしかおうぎとう] ……… 181
桂枝加葛根湯 [けいしかかっこんとう] …… 181
桂枝加厚朴杏仁湯 [けいしかこうぼくきょうにんとう]
 ……………………………………………… 181
桂枝加芍薬大黄湯 [けいしかしゃくやくだいおうとう]
 ……………………………………………… 151, 158
桂枝加芍薬湯 [けいしかしゃくやくとう] … 75, 156
桂枝加朮附湯 [けいしかじゅつぶとう] … 76, 92, 103

桂枝加竜骨牡蛎湯 [けいしかりゅうこつぼれいとう]	78
桂枝加苓朮附湯 [けいしかりょうじゅつぶとう]	181
桂枝湯 [けいしとう]	21, 74, 159
桂枝人参湯 [けいしにんじんとう]	181
桂枝茯苓丸 [けいしぶくりょうがん]	61, 77, 135
桂枝茯苓丸加薏苡仁 [けいしぶくりょうがんかよくいにん]	181
桂芍知母湯 [けいしゃくちもとう]	181
啓脾湯 [けいひとう]	165
桂麻各半湯 [けいまかくはんとう]	182
血 [けつ]	50
血虚 [けっきょ]	51, 168
解表 [げひょう]	74
建中湯類 [けんちゅうとうるい]	75, 156
黄帝内経 [こうていだいけい]	13
厚朴 [こうぼく]	187
五虎湯 [ごことう]	182
五積散 [ごしゃくさん]	182
牛車腎気丸 [ごしゃじんきがん]	176
呉茱萸湯 [ごしゅゆとう]	133
五臓六腑 [ごぞうろっぷ]	166
五淋散 [ごりんさん]	182
五苓散 [これいさん]	106

さ 行

柴陥湯 [さいかんとう]	182
剤型 [ざいけい]	32
柴胡 [さいこ]	39, 114, 116, 187
柴胡加竜骨牡蛎湯 [さいこかりゅうこつぼれいとう]	120
柴胡桂枝乾姜湯 [さいこけいしかんきょうとう]	182
柴胡桂枝湯 [さいこけいしとう]	118
柴胡清肝湯 [さいこせいかんとう]	172, 183
細辛 [さいしん]	98, 187
柴朴湯 [さいぼくとう]	182
柴苓湯 [さいれいとう]	182
三黄瀉心湯 [さんおうしゃしんとう]	127
山梔子 [さんしし]	187
山椒 [さんしょう]	187
三物黄芩湯 [さんもつおうごんとう]	125
滋陰降火湯 [じいんこうかとう]	171, 183
滋陰至宝湯 [じいんしほうとう]	183
地黄 [じおう]	40, 144
直中の少陰 [じきちゅうのしょういん]	94
四逆散 [しぎゃくさん]	117
四君子湯 [しくんしとう]	103, 132, 161
梔子柏皮湯 [ししはくひとう]	183
四診 [ししん]	56
七物降下湯 [しちもつこうかとう]	183
実 [じつ]	37
四物湯 [しもつとう]	142, 145, 168
炙甘草湯 [しゃかんぞうとう]	147
芍薬 [しゃくやく]	16, 21, 187
芍薬甘草湯 [しゃくやくかんぞうとう]	16, 70
修治 [しゅうじ]	147
十全大補湯 [じゅうぜんたいほとう]	170
十味敗毒湯 [じゅうみはいどくとう]	146
熟地黄 [じゅくじおう]	187
主治 [しゅじ]	25
手足煩熱 [しゅそくはんねつ]	124
潤腸湯 [じゅんちょうとう]	151
証 [しょう]	34, 43
傷寒論 [しょうかんろん]	13
承気湯 [じょうきとう]	149
生姜 [しょうきょう]	18, 21, 81, 110, 187
小建中湯 [しょうけんちゅうとう]	157
小柴胡湯 [しょうさいことう]	115, 133

小柴胡湯加桔梗石膏
　［しょうさいことうかききょうせっこう］ ………… 183
小青竜湯 ［しょうせいりゅうとう］ ………… 82, 98
上熱下寒 ［じょうねつげかん］ ………… 115
小半夏加茯苓湯 ［しょうはんげかぶくりょうとう］
　…………………………… 19, 66, 101, 109
小半夏湯 ［しょうはんげとう］ ………… 18
消風散 ［しょうふうさん］ ………… 145, 146
少腹 ［しょうふく］ ………… 137
少腹不仁 ［しょうふくふじん］ ………… 93, 134
小便不利 ［しょうべんふり］ ………… 101
升麻葛根湯 ［しょうまかっこんとう］ ………… 183
生薬 ［しょうやく］ ………… 16
四苓湯 ［しれいとう］ ………… 183
辛夷 ［しんい］ ………… 22
心下痞 ［しんかひ］ ………… 111
参耆剤 ［じんぎざい］ ………… 167
腎虚 ［じんきょ］ ………… 173, 177
参蘇飲 ［じんそいん］ ………… 184
神農本草経 ［しんのうほんぞうきょう］ ………… 29
心煩 ［しんぱん］ ………… 122
神秘湯 ［しんぴとう］ ………… 171
真武湯 ［しんぶとう］ ………… 91
水 ［すい］ ………… 52
水毒 ［すいどく］ ………… 52
清上防風湯 ［せいじょうぼうふうとう］ ………… 146
清暑益気湯 ［せいしょえっきとう］ ………… 164
清心蓮子飲 ［せいしんれんしいん］ ………… 184
清肺湯 ［せいはいとう］ ………… 171
石膏 ［せっこう］ ………… 39, 85, 88, 153, 187
切診 ［せっしん］ ………… 57
舌診 ［ぜっしん］ ………… 61
川芎 ［せんきゅう］ ………… 22, 140, 187
川芎茶調散 ［せんきゅうちゃちょうさん］ ………… 140

蒼朮 ［そうじゅつ］ ………… 102, 187
疎経活血湯 ［そけいかっけつとう］ ………… 184

た 行

大黄 ［だいおう］ ………… 37, 148, 187
大黄甘草湯 ［だいおうかんぞうとう］ ……… 71, 148, 151
大黄牡丹皮湯 ［だいおうぼたんぴとう］ ………… 136
大逆上気 ［たいぎゃくじょうき］ ………… 113
大建中湯 ［だいけんちゅうとう］ ………… 131
大柴胡湯 ［だいさいことう］ ………… 118
大承気湯 ［だいじょうきとう］ ………… 150, 151
大棗 ［たいそう］ ………… 21, 81
大防風湯 ［だいぼうふうとう］ ………… 184
沢瀉 ［たくしゃ］ ………… 105, 187
竹筎温胆湯 ［ちくじょうんたんとう］ ………… 171
治頭瘡一方 ［ぢづそういっぽう］ ………… 146
治打撲一方 ［ぢだぼくいっぽう］ ………… 184
知母 ［ちも］ ………… 187
中庸 ［ちゅうよう］ ………… 43
調胃承気湯 ［ちょういじょうきとう］ ……… 71, 149, 151
釣藤散 ［ちょうとうさん］ ………… 184
腸癰湯 ［ちょうようとう］ ………… 136
猪苓 ［ちょれい］ ………… 106, 187
猪苓湯 ［ちょれいとう］ ………… 106
猪苓湯合四物湯 ［ちょれいとうごうしもつとう］… 184
沈脈 ［ちんみゃく］ ………… 63
桃核承気湯 ［とうかくじょうきとう］
　…………………… 61, 77, 134, 150, 151
当帰 ［とうき］ ………… 138, 187
当帰飲子 ［とうきいんし］ ………… 146
当帰建中湯 ［とうきけんちゅうとう］ ………… 139, 157
当帰四逆加呉茱萸生姜湯
　［とうきしぎゃくかごしゅゆしょうきょうとう］ ………… 158
当帰芍薬散 ［とうきしゃくやくさん］ ………… 140

当帰湯 [とうきとう] …………………………… 184
桃仁 [とうにん] ………………………… 60, 134, 187

な 行

二朮湯 [にじゅつとう] ……………………… 185
二陳湯 [にちんとう] ………………………… 185
女神散 [にょしんさん] ……………………… 141
人参 [にんじん] ……………… 129, 153, 167, 187
人参湯 [にんじんとう] ……………………… 130
人参養栄湯 [にんじんようえいとう] ……… 170
熱 [ねつ] ……………………………………… 36
熱薬 [ねつやく] ……………………………… 100

は 行

排膿散及湯 [はいのうさんきゅうとう] …… 146
麦門冬湯 [ばくもんどうとう] ………… 113, 171
八味地黄丸 [はちみじおうがん] … 93, 151, 175
半夏 [はんげ] …………… 18, 109, 110, 167, 187
半夏厚朴湯 [はんげこうぼくとう] …… 66, 110
半夏瀉心湯 [はんげしゃしんとう] … 66, 111, 126
半夏白朮天麻湯 [はんげびゃくじゅつてんまとう] … 105
半表半裏 [はんぴょうはんり] ……………… 36
半表半裏の熱 [はんぴょうはんりのねつ] … 39
脾虚 [ひきょ] ……………………………… 161
白朮 [びゃくじゅつ] ………………… 102, 187
白虎加人参湯 [びゃっこかにんじんとう]
………………………………… 131, 153, 164
表 [ひょう] …………………………………… 36
表寒 [ひょうかん] …………………………… 39
表熱 [ひょうねつ] ……………………… 39, 86
茯苓 [ぶくりょう] …………… 19, 78, 101, 187
茯苓飲 [ぶくりょういん] …………………… 185
茯苓飲合半夏厚朴湯
 [ぶくりょういんごうはんげこうぼくとう] …… 185

附子 [ぶし] ……………………………… 91, 187
附子人参湯 [ぶしにんじんとう] …………… 185
浮脈 [ふみゃく] ……………………………… 63
聞診 [ぶんしん] ……………………………… 56
平胃散 [へいいさん] ………………………… 185
補陰 [ほいん] ………………………………… 40
防已 [ぼうい] ………………………………… 187
防已黄耆湯 [ぼういおうぎとう] …………… 104
芒硝 [ぼうしょう] ……………………… 149, 187
望診 [ぼうしん] ……………………………… 56
防風 [ぼうふう] ……………………………… 187
防風通聖散 [ぼうふうつうしょうさん] …… 87
補気 [ほき] …………………………… 48, 161
補気剤 [ほきざい] ………………………… 161
補血 [ほけつ] ………………………… 51, 168
補血剤 [ほけつざい] ……………………… 168
補腎 [ほじん] ……………………………… 173
補腎剤 [ほじんざい] ……………………… 173
牡丹皮 [ぼたんぴ] …………… 35, 60, 135, 187
補中益気湯 [ほちゅうえっきとう] ………… 163
補脾 [ほひ] ………………………………… 161
補陽 [ほよう] ………………………………… 40

ま 行

麻黄 [まおう] …… 19, 21, 39, 79, 88, 89, 154, 187
麻黄湯 [まおうとう] ………………… 79, 159, 171
麻黄附子細辛湯 [まおうぶしさいしんとう]
 ……………………………………… 89, 91, 98
麻杏甘石湯 [まきょうかんせきとう] … 85, 154, 171
麻杏薏甘湯 [まきょうよくかんとう] ……… 88
麻子仁丸 [ましにんがん] ………………… 151
脈診 [みゃくしん] …………………………… 62
木防已湯 [もくぼういとう] ………………… 185
問診 [もんしん] ……………………………… 57

や行

薬性 [やくせい] ……………………………… 25
陽 [よう] …………………………………… 37
陽虚 [ようきょ] …………………………… 40
薏苡仁 [よくいにん] ………………… 89, 187
薏苡仁湯 [よくいにんとう] ……………… 89
抑肝散 [よくかんさん] …………………… 186

ら行

裏 [り] ……………………………………… 36
裏寒 [りかん] ……………………………… 39

利水 [りすい] ……………………………… 53
利水の四品 [りすいのよしな] …………… 107
裏熱 [りねつ] ……………………………… 40
六君子湯 [りっくんしとう] ……………… 162
立効散 [りっこうさん] …………………… 186
竜胆瀉肝湯 [りゅうたんしゃかんとう] … 147
苓甘姜味辛夏仁湯 [りょうかんきょうみしんげにんとう]
 ……………………………………………… 99
苓姜朮甘湯 [りょうきょうじゅつかんとう] … 186
苓桂朮甘湯 [りょうけいじゅつかんとう] … 76, 102
六味丸 [ろくみがん] ……………… 135, 145, 174

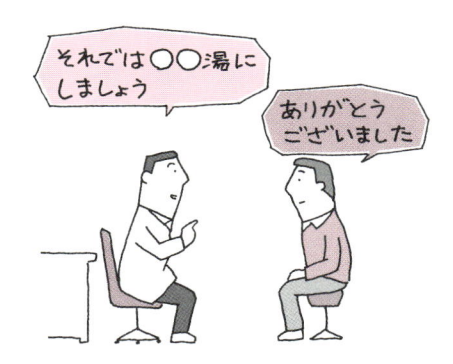

INDEX 適応・主治・症例 索引

あ行

脚のつり	70
頭の締め付け感	105
アレルギー性鼻炎	99
胃炎	111
胃弱	74
胃腸症状	102
胃痛	76
胃内停水	163
咽頭違和感	109
咽頭痛	70, 72, 109
インフルエンザ	80
インフルエンザ後の不調	116
炎症性腸疾患	106
嘔気	65
嘔気・嘔吐	110, 115, 123, 124, 133
嘔気・嘔吐（下痢を伴う）	111
嘔気・嘔吐（めまいや動悸を伴う）	101, 109
嘔吐	65, 106, 126
往来寒熱	114, 115, 117, 118
瘀血	148, 149

か行

下肢のしびれ	176
かぜ	74, 80, 119
かぜの考え方	94
過多月経	168
下半身の腺病	147
過敏性腸症候群	157
下腹部痛	134, 135, 142, 150
下腹部痛（血虚が原因の場合）	138, 140
下腹部の不快感	134, 135
花粉症	84
寒	91, 98
癌	170
関節周囲の疼痛	88, 89
関節リウマチ	89
感染症	85
感染症後の食欲不振	164
感染症後の脾虚	163
感染性胃腸炎	106, 111, 112, 125, 126
気鬱	114, 123, 126, 141, 148, 149, 150
気・液の不足	129
気管支喘息	85
気逆	135, 139
気逆（焦燥感を伴う）	78
気虚	103, 105, 161, 162
気の異常	74, 128
気の上衝	77
胸脇苦満	114, 115, 117, 118, 133
胸脇苦満（気の異常による）	120
胸脇の気鬱	115, 133
口の乾き	108
血虚	138, 140, 142, 144, 145, 168
血虚と気虚の並存	170
月経痛	60, 77, 134, 135, 140, 141, 143
月経不順	141
下痢	92, 106, 113, 122, 123, 124, 126, 130
下痢・嘔吐後の消耗回復	130
眩悸	101
更年期障害	77, 139, 141

呼吸器症状 171

さ 行

産後のケア 140
四肢の痛み 74, 76, 92, 102
四肢の疼痛, 冷え 103
湿疹 145
しぶり腹 75, 156
手足煩熱 124, 125
出血 122, 124
出産後の出血 168
消化吸収機能の低下 103
少腹痛 135, 136
小便不利 101, 102, 105, 106
暑気あたり 164
食道神経症 111
腎炎 87
心下痞 129
腎虚の諸症状 135, 145, 174
神経症 72
心臓神経症 121
身体の乾き 144
心煩 122, 124
頭痛 140
頭痛（発作的な）............................. 133
ストレス 125
精神不安定 141
清熱 172
咳, 痰 109
咳, 鼻水 98
全身倦怠感 104, 132
全身浮腫 104
喘息 117, 154
喘鳴 79

た 行

体液の不足 70
大腸憩室炎 136
脱水 131
手足のほてり 124, 145, 174, 176
泥状便 165
動悸 102
動悸（脱水による）........................... 147
特発性浮腫 87

な 行

にきび 88
尿道炎 147
妊娠悪阻 110
熱 144
熱中症 131
熱のこもり 148, 149
熱淋 106
ネフローゼ 87
のぼせ 76, 102

は 行

排尿後の違和感 135, 175
発黄 114, 115, 133
鼻水 99
煩渇 153
半表半裏の熱 159
冷え 92
冷えのぼせ 139
ひきつけ 72
脾虚 161
脾虚の原因 163
皮疹 88

ヒステリー	72
皮膚炎	126
皮膚炎（熱をもった）	145
皮膚疾患	146
表寒	74, 80, 82, 98, 159
表寒と半表半裏の熱の混在	118
表熱	85, 86, 154
不安感	70
腹痛	74, 75, 124, 139, 156, 158
腹部の気鬱	134, 150
腹部膨満	131
浮腫	79, 85, 86, 88, 154
不正出血	168
不定愁訴	139
不妊症	140
不眠	72
ふらつき	105
変形性関節症	89, 92
扁桃腺炎	72
便秘	77, 132, 134, 136, 149, 150
膀胱炎	106

ま行

慢性胃炎	130
慢性気管支炎	171
水イボ	88
メニエール症候群	101
めまい	76, 102
めまい（消化吸収機能が低下した症例での）	105

や・ら行

夜泣き	72
裏寒	89, 90, 91, 98

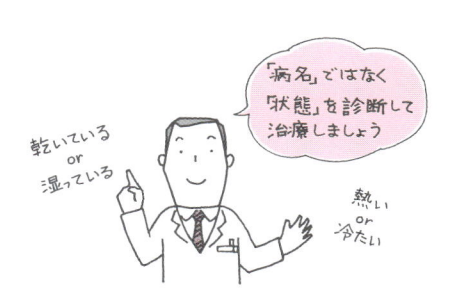

おわりに

　本書は一般医療者向けに書かれたものです．現代医療において漢方薬が存在することに意味を感じ，広く理解をしていただくことが肝要であると考え執筆することにしました．このため，本文では健康保険に収載されたエキス剤のなかから，日常診療で頻用されると推察されるものを取り上げました．しかし，診療の内容により必要となる処方には違いが生じるので，紹介しきれなかった処方は付録とし，簡潔な解説を加えました．また，漢方薬は生薬を重ねてつくられる薬剤ですので，配合の仕方によって数多くのアレンジが存在することになります．これらに関しても，配合される生薬の働きから適応をお考えいただければよいと考えています．

　漢方薬の元となる生薬の使用は古代から連綿と続いたものです．当然のことながら現代医療の目線で育まれたものではありません．しかし，そのことがかえって現代のわれわれが見失いがちなことを教えてくれる，そのような局面が多々あります．また，東洋医学を知ることは何も漢方薬の使い方に長ずることだけがメリットなのではありません．漢方薬と東洋医学との関係は時計と時間のようなものです．時計は時間を表すものであっても時間にはなりえないし，時計をもっているだけで時間を有効に使うことができるわけでもありません．漢方薬は治療に必要なものではありますが，漢方薬を使えばそれでよいということではないはずです．東洋医学はわれわれに人の診かたそのものを教えようとしてくれます．そのことが大事なのであって，漢方薬の効能だけに目を向けるのではなく，現代医療のなかでなぜ東洋医学が意味をもつのかを考えるべきであると思います．

　わが国では，漢方薬に健康保険の適応が与えられています．これは国民にとってとても幸福なことであるといえましょう．しかし，その幸福を享受するためには何よりも漢方薬の真の姿を理解することが前提となります．漢方薬や漢方薬を用いた治療は決して特殊なものではありません．順を追って理解すれば，どなたにでも実践することができるものであるはずです．

　本書が皆様にとって漢方薬を知る一助となり，知識のみならず思考するきっかけとなり得れば幸いです．

　本書を出版するにあたっては，峰尾信章氏に多大なご協力をいただきました．また，わたくしの主旨をご理解いただき，羊土社スタッフの皆様は粘り強く編集作業をしてくださいました．最後になりますが，ここに謝意を表します．

　2013年3月

浅岡俊之

[著者プロフィール]

浅岡俊之（Toshiyuki Asaoka）
浅岡クリニック 院長

1958年 東京生まれ．山梨医科大学卒業後，埼玉医科大学リウマチ・膠原病科で診療に携わりながら，同東洋医学専門外来を担当しておりました．そのときに感じたのは，本来漢方薬は専門外来や特殊施設でのみ用いられるべきものではないということでした．順を追って学べば誰にでも理解できるものであるし，どの領域でも日常的に役立てることができる機会はあると考えるからです．漢方薬も医療資源の一部です．有効に活用されることを心から望みます．

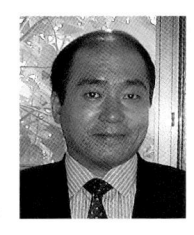

Dr. 浅岡の本当にわかる漢方薬
日常診療にどう活かすか？
漢方薬の特徴，理解の仕方から実践まで解説．
さまざまな疑問の答えがみつかる！

2013年 4月15日 第1刷発行	著 者	浅岡俊之
2018年 4月 5日 第5刷発行	発行人	一戸裕子
	発行所	株式会社 羊 土 社
		〒101-0052
		東京都千代田区神田小川町2-5-1
		TEL　03（5282）1211
		FAX　03（5282）1212
		E-mail　eigyo@yodosha.co.jp
		URL　www.yodosha.co.jp/
ⓒ YODOSHA CO., LTD. 2013		
Printed in Japan	装 幀	ペドロ山下
ISBN978-4-7581-1732-6	印刷所	永和印刷株式会社

本書に掲載する著作物の複製権，上映権，譲渡権，公衆送信権（送信可能化権を含む）は（株）羊土社が保有します．
本書を無断で複製する行為（コピー，スキャン，デジタルデータ化など）は，著作権法上での限られた例外（「私的使用のための複製」など）を除き禁じられています．研究活動，診療を含み業務上使用する目的で上記の行為を行うことは大学，病院，企業などにおける内部的利用であっても，私的使用には該当せず，違法です．また私的使用のためであっても，代行業者等の第三者に依頼して上記の行為を行うことは違法となります．

JCOPY ＜(社)出版者著作権管理機構 委託出版物＞
本書の無断複写は著作権法上での例外を除き禁じられています．複写される場合は，そのつど事前に，（社）出版者著作権管理機構（TEL 03-3513-6969，FAX 03-3513-6979，e-mail：info@jcopy.or.jp）の許諾を得てください．

ハンディ版ベストセラー厳選入門書シリーズ

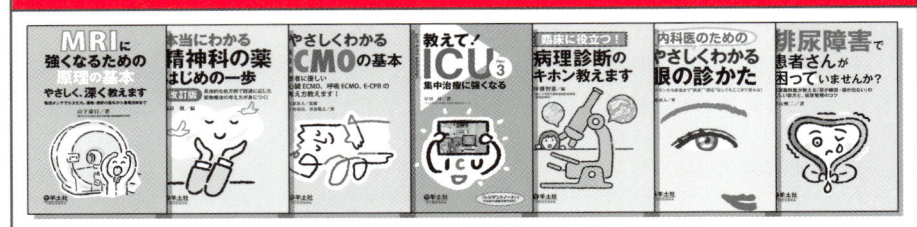

MRIに強くなるための
原理の基本やさしく、深く教えます
山下康行／著
- 定価（本体3,500円＋税）　■ A5判　■ 166頁
- ISBN 978-4-7581-1186-7

本当にわかる
精神科の薬はじめの一歩 改訂版
稲田 健／編
- 定価（本体3,300円＋税）　■ A5判　■ 285頁
- ISBN 978-4-7581-1827-9

やさしくわかる
ECMOの基本
氏家良人／監，小倉崇以，青景聡之／著
- 定価（本体4,200円＋税）　■ A5判　■ 200頁
- ISBN 978-4-7581-1823-1

教えて！ICU　Part3
集中治療に強くなる
早川 桂／著
- 定価（本体3,900円＋税）　■ A5判　■ 229頁
- ISBN 978-4-7581-1815-6

臨床に役立つ！
病理診断のキホン教えます
伊藤智雄／編
- 定価（本体3,700円＋税）　■ A5判　■ 211頁
- ISBN 978-4-7581-1812-5

内科医のための
やさしくわかる眼の診かた
若原直人／著
- 定価（本体3,700円＋税）　■ A5判　■ 231頁
- ISBN 978-4-7581-1801-9

排尿障害で
患者さんが困っていませんか？
影山慎二／著
- 定価（本体3,700円＋税）　■ A5判　■ 183頁
- ISBN 978-4-7581-1794-4

その患者さん、
リハ必要ですよ！！
若林秀隆／編　岡田唯男，北西史直／編集協力
- 定価（本体3,500円＋税）　■ A5判　■ 270頁
- ISBN 978-4-7581-1786-9

画像診断に絶対強くなる
ワンポイントレッスン2
扇　和之，堀田昌利／編
- 定価（本体3,900円＋税）　■ A5判　■ 236頁
- ISBN 978-4-7581-1183-6

先生、誤嚥性肺炎かもしれません
嚥下障害、診られますか？
谷口 洋／編
- 定価（本体3,400円＋税）　■ A5判　■ 231頁
- ISBN 978-4-7581-1776-0

Dr.鈴木の13カ条の原則で
不明熱に絶対強くなる
鈴木富雄／著
- 定価（本体3,400円＋税）　■ A5判　■ 175頁
- ISBN 978-4-7581-1768-5

緩和医療の基本と実践、
手とり足とり教えます
沢村敏郎／著
- 定価（本体3,300円＋税）　■ A5判　■ 207頁
- ISBN 978-4-7581-1766-1

発行　羊土社　YODOSHA
〒101-0052　東京都千代田区神田小川町2-5-1　TEL 03(5282)1211　FAX 03(5282)1212
E-mail：eigyo@yodosha.co.jp
URL：www.yodosha.co.jp/

ご注文は最寄りの書店、または小社営業部まで

注文書

取次・貴店名

(株)羊土社

分類	冊
臨床医学一般・東洋医学	Dr.浅岡の本当にわかる漢方薬

(臨単164)

ISBN978-4-7581-1732-6
C3047 ¥3700E

定価(本体3,700円＋税)

ベストセラー厳選入門書シリーズ

モヤモヤ解消！
栄養療法にもっと強くなる
清水健一郎／著
■ 定価(本体3,500円＋税)　■ A5判　■ 247頁
■ ISBN 978-4-7581-0897-3

研修医になったら
必ず読んでください。
岸本暢将, 岡田正人, 徳田安春／著
■ 定価(本体3,000円＋税)　■ A5判　■ 253頁
■ ISBN 978-4-7581-1748-7

あてて見るだけ！
劇的！救急エコー塾
鈴木昭広／編
■ 定価(本体3,600円＋税)　■ A5判　■ 189頁
■ ISBN 978-4-7581-1747-0

～の診かた
■ 182頁

■ 230頁

糖尿病
■ 271頁
■ 定価(本体3,800円＋税)　■ A5判
■ ISBN 978-4-7581-1762-3

自信がもてる！
せん妄診療はじめの一歩
小川朝生／著
■ 定価(本体3,300円＋税)　■ A5判　■ 191頁
■ ISBN 978-4-7581-1758-6

内科医のための
認知症診療はじめの一歩
浦上克哉／編
■ 定価(本体3,800円＋税)　■ A5判　■ 252頁
■ ISBN 978-4-7581-1752-4

MRIに絶対強くなる
撮像法のキホンQ&A
山田哲久／監　扇 和之／編著
■ 定価(本体3,800円＋税)　■ A5判　■ 246頁
■ ISBN 978-4-7581-1178-2

あらゆる診療科で役立つ！
腎障害・透析患者を
受けもったときに困らないためのQ&A
小林修三／編
■ 定価(本体3,800円＋税)　■ A5判　■ 351頁
■ ISBN 978-4-7581-1749-4

どう診る？どう治す？
皮膚診療はじめの一歩
宇原 久／著
■ 定価(本体3,800円＋税)　■ A5判　■ 262頁
■ ISBN 978-4-7581-1745-6

本当にわかる
精神科の薬はじめの一歩
稲田 健／編
■ 定価(本体3,200円＋税)　■ A5判　■ 223頁
■ ISBN 978-4-7581-1742-5

診断に自信がつく
検査値の読み方教えます！
野口善令／編
■ 定価(本体3,600円＋税)　■ A5判　■ 318頁
■ ISBN 978-4-7581-1743-2

Dr.浅岡の
本当にわかる漢方薬
浅岡俊之／著
■ 定価(本体3,700円＋税)　■ A5判　■ 197頁
■ ISBN 978-4-7581-1732-6

発行　羊土社 YODOSHA
〒101-0052　東京都千代田区神田小川町2-5-1　TEL 03(5282)1211　FAX 03(5282)1212
E-mail：eigyo@yodosha.co.jp
URL：www.yodosha.co.jp/

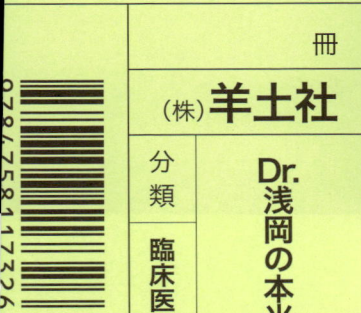

ご注文は最寄りの書店、または小社営業部まで

羊土社がお届けするプライマリ・ケアや地域医療のための実践雑誌

患者を診る　地域を診る　まるごと診る
総合診療のGノート
General Practice

年間定期購読料（国内送料サービス）
- 通常号（隔月刊6冊） 定価（本体15,000円＋税）
- 通常号＋WEB版 定価（本体18,000円＋税）
- 通常号＋増刊（隔月刊6冊＋増刊2冊） 定価（本体24,600円＋税）
- 通常号＋WEB版＋増刊 定価（本体27,600円＋税）

※WEB版は通常号のみのサービスとなります

あらゆる疾患・患者さんをまるごと診たい！
そんな医師のための「総合診療」の実践雑誌です

通常号　■隔月刊（偶数月1日発行）　■B5判　■定価（本体 2,500円＋税）

- 現場目線の具体的な解説だから、かゆいところまで手が届く
- 多職種連携、社会の動き、関連制度なども含めた幅広い内容
- 忙しい日常診療のなかでも、バランスよく知識をアップデート

増刊号　■年2冊（3月, 9月）発行　■B5判　■定価（本体 4,800円＋税）

- 現場目線の解説をそのままに，
  1テーマまるごと・じっくり学べる1冊

▶ Gノート増刊　Vol.4 No.6
本当はもっと効く！ もっと使える！
メジャー漢方薬
目からウロコの活用術
編集／吉永 亮, 樫尾明彦

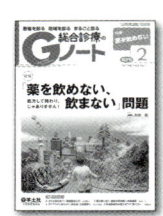

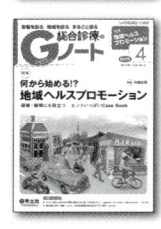

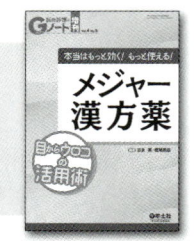

詳しくはホームページへ！！　www.yodosha.co.jp/gnote/

発行　羊土社 YODOSHA
〒101-0052　東京都千代田区神田小川町2-5-1　TEL 03(5282)1211　FAX 03(5282)1212
E-mail：eigyo@yodosha.co.jp
URL：www.yodosha.co.jp

ご注文は最寄りの書店、または小社営業部まで

ハンディ版ベストセラー厳選入門書シリーズ

もう困らない！
プライマリ・ケアでの女性の診かた
井上真智子／編
- 定価（本体 3,600円＋税） ■ A5判 ■ 182頁
- ISBN 978-4-7581-1765-4

教えて！ICU Part 2
集中治療に強くなる
早川 桂／著
- 定価（本体 3,800円＋税） ■ A5判 ■ 230頁
- ISBN 978-4-7581-1763-0

ココに注意！高齢者の糖尿病
荒木 厚／編
- 定価（本体 3,800円＋税） ■ A5判 ■ 271頁
- ISBN 978-4-7581-1762-3

自信がもてる！
せん妄診療はじめの一歩
小川朝生／著
- 定価（本体 3,300円＋税） ■ A5判 ■ 191頁
- ISBN 978-4-7581-1758-6

内科医のための
認知症診療はじめの一歩
浦上克哉／編
- 定価（本体 3,800円＋税） ■ A5判 ■ 252頁
- ISBN 978-4-7581-1752-4

MRIに絶対強くなる
撮像法のキホンQ&A
山田哲久／監 扇 和之／編著
- 定価（本体 3,800円＋税） ■ A5判 ■ 246頁
- ISBN 978-4-7581-1178-2

あらゆる診療科で役立つ！
腎障害・透析患者を受けもったときに困らないためのQ&A
小林修三／編
- 定価（本体 3,800円＋税） ■ A5判 ■ 351頁
- ISBN 978-4-7581-1749-4

モヤモヤ解消！
栄養療法にもっと強くなる
清水健一郎／著
- 定価（本体 3,500円＋税） ■ A5判 ■ 247頁
- ISBN 978-4-7581-0897-3

研修医になったら必ず読んでください。
岸本暢将，岡田正人，徳田安春／著
- 定価（本体 3,000円＋税） ■ A5判 ■ 253頁
- ISBN 978-4-7581-1748-7

あてて見るだけ！
劇的！救急エコー塾
鈴木昭広／編
- 定価（本体 3,600円＋税） ■ A5判 ■ 189頁
- ISBN 978-4-7581-1747-0

どう診る？どう治す？
皮膚診療はじめの一歩
宇原 久／著
- 定価（本体 3,800円＋税） ■ A5判 ■ 262頁
- ISBN 978-4-7581-1745-6

本当にわかる
精神科の薬はじめの一歩
稲田 健／編
- 定価（本体 3,200円＋税） ■ A5判 ■ 223頁
- ISBN 978-4-7581-1742-5

診断に自信がつく
検査値の読み方教えます！
野口善令／編
- 定価（本体 3,600円＋税） ■ A5判 ■ 318頁
- ISBN 978-4-7581-1743-2

Dr.浅岡の
本当にわかる漢方薬
浅岡俊之／著
- 定価（本体 3,700円＋税） ■ A5判 ■ 197頁
- ISBN 978-4-7581-1732-6

発行 羊土社 YODOSHA
〒101-0052 東京都千代田区神田小川町2-5-1 TEL 03(5282)1211 FAX 03(5282)1212
E-mail：eigyo@yodosha.co.jp
URL：www.yodosha.co.jp/

ご注文は最寄りの書店、または小社営業部まで

羊土社がお届けするプライマリ・ケアや地域医療のための実践雑誌

患者を診る　地域を診る　まるごと診る
総合診療のGノート
General Practice

年間定期購読料（国内送料サービス）
- 通常号（隔月刊6冊） 定価(本体15,000円+税)
- 通常号＋WEB版 定価(本体18,000円+税)
- 通常号＋増刊（隔月刊6冊＋増刊2冊） 定価(本体24,600円+税)
- 通常号＋WEB版＋増刊 定価(本体27,600円+税)

※WEB版は通常号のみのサービスとなります

あらゆる疾患・患者さんを**まるごと診たい**！
そんな医師のための「**総合診療**」の実践雑誌です

通常号
■ 隔月刊（偶数月1日発行）　■ B5判　■ 定価(本体 2,500円+税)

- **現場目線の具体的な解説**だから，かゆいところまで手が届く
- 多職種連携，社会の動き，関連制度なども含めた**幅広い内容**
- 忙しい日常診療のなかでも，**バランスよく知識をアップデート**

増刊号
■ 年2冊（3月, 9月）発行　■ B5判　■ 定価(本体 4,800円+税)

- 現場目線の解説をそのままに，
  1テーマまるごと・じっくり学べる1冊

▶ Gノート増刊　Vol.4 No.6
本当はもっと効く！ もっと使える！
メジャー漢方薬
目からウロコの活用術
編集／吉永　亮，樫尾明彦

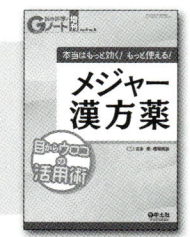

詳しくはホームページへ！！　www.yodosha.co.jp/gnote/

発行　**羊土社 YODOSHA**
〒101-0052　東京都千代田区神田小川町2-5-1　TEL 03(5282)1211　FAX 03(5282)1212
E-mail : eigyo@yodosha.co.jp
URL : www.yodosha.co.jp/

ご注文は最寄りの書店，または小社営業部まで